HEST
四维智慧医院建设蓝皮书

HEST Smart Hospital Construction Blue Book

主编单位

复旦医院后勤管理研究院
美的楼宇科技
美控智慧建筑

参编单位

上海市同济医院
山西省人民医院
复旦大学附属华山医院
上海市医疗急救中心
上海市第一人民医院
和祐国际医院集团

主　编

罗　蒙　孙　靖

副主编(按姓名拼音排序)

陈　童	吕晋栋	邱宏宇	邱天乐	孙笑寒	王建明	魏建军
夏　云	赵海鹏	诸葛立荣	朱永松			

编委会(按姓名拼音排序)

程大章	程　方	陈　光	丁大军	宫晓钏	何　烨	姜浩娜
金思渊	李嘉晨	李　威	梁　锐	林　琛	林　影	刘光阳
刘　杰	刘闪闪	彭　盼	沈宇杨	史文利	宋雪	田　霞
王晓东	谢翠华	张　龙	张思舟	张志锋	曾李波	邹平平

復旦大学 出版社

序一

在人工智能蓬勃发展的数字化时代，我们见证了前所未有的突破与转变。智慧医院构建，不仅仅是技术层面的挑战，更是管理智慧的体现。它超越了传统医疗机构服务范畴，是深度融合医疗、护理、科研、管理和后勤等方向的系统性工程。

随着中国医疗卫生事业的不断发展，医疗机构已从提供单一的医疗服务扩展为综合性健康管理平台。随着医院规模的日益扩大，患者对健康服务的需求也越来越高，持续挑战着医院的综合管理水平，也呼唤着智慧医院新时代的到来。

国家卫健委发布的智慧医院三位一体模式，为我们提供了初步的指导建议。目前，我国已有医院和企业开始研究智慧医院，甚至部分医院已经着手建设。但各方理解各异，实践方式也不尽相同，正所谓"仁者见仁，智者见智"。时而如盲人摸象般局部探索，时而又似摸着石头过河，步步深入。在当前对智慧医院的探索中，我们面临着诸多问题与挑战：数据碎片化、信息孤岛、缺乏人文的核心价值观，以及医疗资源的重复建设与浪费，无不预示着智慧医院的建设并非一蹴而就的形象工程，而是需要大胆想象、小心求证，不断在探索中学习、总结、验证、再出发的过程。

值此背景下，本蓝皮书汇聚众智，应时而生。通过广泛调研、借鉴海量文献及案例，并结合实地考察与专家访谈，力求为志在智慧医院建设的同道提供参考和启示。本书从顶层设计出发，通过人本哲学、经济学、社会学、工程学四大视角垂直深耕，为智慧医院构建提供了深刻洞见。我们期望本书阐述的理念能够协助同行明晰思路,进而将这些理念统合到医院运行的每一个场景,从医患诊疗到后勤保障,从医疗决策到科研创新,从日常运维到长远规划,致力于在各环节皆能体现智慧医院的核心价值。

"道生一,一生二,二生三,三生万物",道家智慧亦启示着智慧医院建设之道——这是一条新兴而充满挑战的道路,愿我们每一位医院建设和管理者乘时代之风,怀鸿鹄之志,力学笃行,敢为人先,以新质化生产力助推智慧医院的探索和实践,为我国医疗行业的高质量发展提供新的动力。

上海市卫生健康委员会　副主任

复旦医院后勤管理研究院 常务副院长

2024 年 6 月

序二

XU ER

　　随着人类文明的进步，医学科学和医疗技术不断发展，现代医院成为人们"生老病死"的主要场所，支撑着人类的健康繁衍和社会的繁荣发展。传统"悬壶济世"的理念则完美地揭示了医疗的价值。

　　近百年来，自然环境污染与自然灾害加剧，战争、疫情、老龄化、贫穷、食品污染、生存压力等因素导致社会环境恶化，使人们的生理与心理发生了大规模的病变。由此，医疗负荷急剧增长，医院承担着巨大的社会责任。尽管人类的平均寿命已超过70岁，但随着医疗技术的进步，人们对健康和长寿的愿望随之上升。这一切更把医院推到了社会关注的风口浪尖。

　　如今，我国的医院正面临一系列挑战：如何通过以病患为中心的服务来体现医疗的人文关怀？如何不断提升医疗质量和效率？如何减轻医护人员的工作压力与工作强度？如何优化医疗流程以降低运行成本？如何保证人流、物流复杂交织的医院安全有序运营？如何与政府和社会机构共享信息，发挥医院在智慧医疗中的核心价值？……

　　2000年以来，人类进入了数字化社会，医院广泛使用了医院信息 HIS 系统、电子病历 EMR 系统、医疗影像 PACS 系统、医院资源管理 HRP 系统、实验室信息管理 LIS 系统等，信息、通信、大数据及人工智能等技术加速应用于医疗设备，使现代医院的数字化和智能化水平得到了长足的进步，于是"智慧医院"的概念成为炙手可热的议题。然而，实际情况却是，一些碎片化的应用并不能很好地解决前述问题，我们需要科学、全面地认识数字化转型，研究其深层的数据关联和系统架构，从而更有效地建设智慧医院。

　　《HEST四维智慧医院建设蓝皮书》汇聚了医学界、工程界多年实践的智慧，总结了多年来智慧医疗在迭代演进过程中的经验教训，从更高的层面梳理智慧医院建设的核心问题，采用了"问题导向，系统思维"的方法，提出了以人本哲学、经济学、社会学和工程学四个维度来构建智慧医院，实现智慧医疗场景的目标。《HEST四维智慧医院建设蓝皮书》汇集了不同类型医疗机构实践智慧医院的案例，所做的分析、总结和建议十分可贵，为指导智慧医院的规划与建设提供了可借鉴、可操作的范例。

　　智慧医院不是一个一次性交付的建设工程，而是需要结合医院的组织架构、业务流程、社会需求等不断完善并持续运行的大系统；必须具备体制与机制的支撑，进行全生命周期的顶层设计。

　　就智慧医院的建设与运行，实现智慧医疗而言，我们还在探索的路上！

同济大学　教授　博士生导师

住建部　智慧城市专业委员会委员

2024年6月

前言

QIAN YAN

医疗事业对人类社会发展进程起着至关重要的作用。作为医疗的重要载体，现代医院建设在近几十年里，经历了从基础安全到绿色节能，再到智慧运营的不同发展阶段。医院的"智慧"如同一个多面体，从不同专业视角，呈现出不同的形态和特征。至今，关于智慧医院的定义仍难以统一。"一千个人眼里就有一千个智慧医院"，智慧医院定义的难度在于"智慧"本身是一个理想化的概念，其领域之广使人们无法仅凭自身的视角完全理解，其时变特征也不断刷新着自身的定位。

本蓝皮书从策划到完成撰写历时两年半时间，从智慧医院的定义研究入手，总结出智慧医院定义的通用公式，并将通用公式中的四个关键要素提升为智慧医院的四个评价维度（人本哲学、经济学、社会学和工程学）；在达成智慧医院四维概念共识的基础上，尝试将智慧医院建设拆解为"大平台、小场景"，并提出一套通用建设方法（HDT 五步法），以指导工程实践；为从理论走向实践，蓝皮书通过 6 家医院和医疗组织实际案例（4 个场景实践、一个平台实践和一个全院建设实践）向读者展示通用方法的应用以及实践过程中的得失。

蓝皮书的撰写完成只是我们对于智慧医院探索的一个开始，其方法论和案例总结将在实践过程中不断迭代进化。在不久的将来，医院或许不再将"智慧"视为发展的唯一目标，而更看重其作为差异化优势和可持续发展的路径，与其所在区域、经营愿景以及实施路线匹配。这也正是本蓝皮书力求推动的行业前进方向。

编　者

2024 年 7 月

目录

MU LU

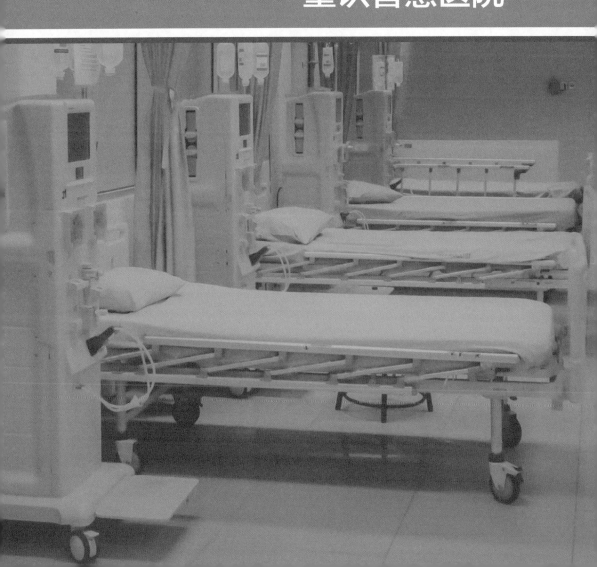

1

源起：
重识智慧医院

据预测,到 2030 年全球人口将达到 86 亿,随之而来的是人们对健康关注度的提高和对医疗服务需求的增加;此外,各类疫情和自然灾害对医疗机构的服务能力和管理效率也提出了更高要求。在这一背景下,"智慧医院"作为解决未来挑战的有效手段之一,备受关注。

然而,智慧医院是一个美好却模糊的推动方向,一直是众多学者、研究机构、医院和企业讨论的焦点。纵观当前行业文献,对智慧医院的定义、特征、支撑技术和实现路径存在着多元观点和实践探索。本蓝皮书将以"智慧医院"的概念为起点,跟随时代的发展脉络,抽丝剥茧地挖掘出智慧医院清晰的定义,推演出可执行的评价维度,并形成对其建设方法的指导。

1.1 智慧医院的概念

关于"智慧医院"如何界定,一直是业界关注的焦点。本蓝皮书编委会系统梳理了来自国内外 50 余个机构的 300 多篇文献及行业报告,这些机构涵盖了世界卫生组织、国家卫生健康委员会、国家发展和改革委员会、国内外行业协会、医院、企业,以及国际知名咨询机构与媒体。我们梳理了这些组织对于智慧医院的概念界定,并将每一个定义中对智慧医院不同"组成元素"的定义用文字颜色区分。

● 1. 政府、主管机构

建设电子病历、智慧服务、智慧管理三位一体的智慧医院信息系统,围绕智慧医院分级评估体系提高医疗服务的智慧化水平。

——国务院办公厅印发的《国务院办公厅关于推动公立医院高质量发展的意见》

一个通过应用如 5G 和物联网等信息与通信技术(ICT)来提高医疗服务的医院,需要关注提高患者安全、改善诊断和治疗质量以及降低成本。

——日本卫生与福利部

2. 协会、学会、研究机构、医院

智慧医院是运用**云计算、大数据、物联网、移动互联网**和**人工智能**等技术，通过建立互联、物联、感知、智能的医疗服务环境，整合医疗资源，优化医疗流程，规范诊疗行为，提高诊疗效率，辅助临床决策和医院管理决策，实现患者就医便利化、医疗服务智能化、医院管理精细化的一种创新型医院。

——《智慧医院建设指南》（DB34/T 4011—2021）

智慧医院的核心是依靠**物联网、人工智能等技术实现自动化流程**，改善现有的医疗服务信息系统。

——2016 年欧盟网络和信息安全机构发布的智慧医院报告

基于**物联网**改善患者治疗流程的医院，通过建立与医院内部资产相连的 ICT 环境，优化资产管理，并实现业务自动化流程。

——欧洲网络与信息安全机构（2016）

使用 **ICT 智能控制系统**为各种资源（如医疗人员、设施、信息和设备）建立综合管理系统的医疗机构，以安全照顾患者和高效管理医院。

——韩国嵌入式软件与系统行业协会（2018）

使用与第四次工业革命相关的技术，突破现有医院在护理质量、患者安全、患者体验和生产力方面的限制的下一代医院。

——首尔亚山医院创新设计中心（2020）

智慧医院通过医疗**信息化**建设，使医疗服务数字化、智能化、精准化，实现医疗资源合理配置，科学决策，提高医疗服务质量，实现优质、高效、安全、平等的医疗保健服务。

——中国信息通信研究院

以**信息化技术**为基础，提升服务水平，例如为患者提供预约诊疗、候诊提醒、院内导航等服务，实现医疗资源的优化配置和协同工作，提高医疗服务质量和效率。

——中国医院协会智慧医疗专业委员会

利用**现代信息技术**和管理方法,减少医疗纠纷,降低医疗成本,提升就诊体验,实现医疗资源的高效配置、医疗服务的个性化和连续性,提高医疗质量和效率。

——中国卫生信息学会

以**信息技术**为基础,建立智能化的医疗信息系统,实现医学信息的共享,优化医疗服务流程,实现医疗资源的整合和共享,提供个性化的医疗服务和管理。

——清华大学医学信息学研究所

基于**信息技术和人工智能技术**,以数字化、智能化手段,整合和共享数据信息,实现医疗资源的高效配置和医疗服务的个性化,提升医疗质量和效率。

——中国工程院院士、北京协和医院原院长王展教授

利用**信息技术和大数据分析**,以数字化、智能化手段,实现医患"无缝对接",实现医疗机构精准诊疗,提高医疗效率,减少医疗风险,更好地服务患者的健康需求,实现医疗资源的优化配置和医疗服务的个性化,提升医疗质量和效率。

——上海交通大学医学院附属瑞金医院信息中心

● 3. 企业

从挂号到成像,智慧医疗**从边缘到云端部署 AI、物联网、5G 网络和其他技术**,改善连接和安全共享数据,以提供更好的患者体验,简化工作流程,降低成本。

——英特尔(Intel)公司

基于**信息和通信的综合解决方案**,最小化用户过度支出并预防医疗事故的医疗机构。

——弗若斯特与沙利文(Frost & Sullivan)公司

智慧医院连接人、数据和技术,从医院到家庭,以**智能方式**实现更好的端到端护理体验和跨护理环境的无缝转换。

——飞利浦(Philips)公司

智慧医院利用**数据和人工智能的洞察力**,在患者体验的每个阶段促进医护人员的决策——为专业医护人员提供洞察力,实现更好、更快的护理。

——英伟达(Nvidia)公司

智慧医院是一些技术和工具的整体体现，甚至可能是最终体现，这些技术包括**人工智能、流程自动化、虚拟现实、医疗数据治理和分析、物联网**（IoT），以及所有推动医疗行业**数字化转型**的相关高科技解决方案。

——Itransition 公司

智慧医院是指在**信息技术和先进硬件**的帮助下，优化或重新设计传统临床流程的医院。

——HQ software 公司

智慧医院使用**数据和技术改善流程和患者健康**，并在高度自动化和优化的环境中运作。智慧医院的医疗设施部署了**相互连通的设备、人工智能和数据分析**。每家医院的智慧病房都会有不同的外观，但它们都有相同目标——改善患者体验，简化临床工作流程，促进沟通。

——ITRex Group（技术咨询机构）

● 4. 媒体

智慧医院是以患者为中心，利用**现代信息技术**管理和运营，提供个性化医疗服务的医疗机构。

——《中国卫生信息管理杂志》

运用**云计算、大数据、物联网、移动互联网和人工智能**等新一代信息技术，创新医疗服务模式，辅助决策支持，构建高效管理机制，实现医疗服务智慧化、医院管理智能化、医院运营数据化、医院发展线上化。

——《医学信息》(2021)

利用**信息技术**的手段，全面、科学地管理和分析设备数据，实现医院临床诊断和治疗的高效运行和降本增效。

——《中国医学装备》(2023)

智慧医院是指优化、重新设计和/或建立新的临床流程、管理系统，由**互连资产的底层数字化网络基础设施**实现，以提供过去无法实现的有价值的服务或洞察力，从而实现更好的病人护理和运营效率。

——Healthcare Digital

智能医院积极主动地使用由深度数据、人工智能和逐渐增加的连接性所推动的新的、创新的技术、设备和应用。

——Cox Blue

智慧医院是指使用**临床软件**,优化、重新设计或建立新的临床流程和管理系统的医疗机构。它利用**互相连通的数字网络基础设施**,提供以前不可能或无法提供的有价值的服务或洞察力。

——Medical Device News Magazine

这些组织基于自身的关注点和业务,其表述虽有不同的侧重,但都包含了多个通用的维度。总结归纳可见:智慧医院较传统医院,侧重于利用先进技术改善患者的治疗过程,为专业的医护人员提供辅助决策和专业洞察力,为医疗机构建立自动化业务流程,优化资产管理,从而减少过度医疗支出、降低成本、提高诊疗质量、提前预防医疗事故等,最终在医疗质量、运营效率和患者体验等方面超越现有医院。

基于提取的上述共识(已用颜色标注),本蓝皮书提出了智慧医院定义公式,如图1-1所示。

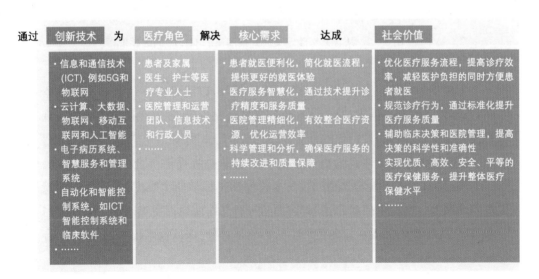

▲ 图1-1 智慧医院的定义公式

通过 **创新技术** 为 **医疗角色** 解决 **核心需求** 达成 **社会价值**

创新技术	医疗角色	核心需求	社会价值
·信息和通信技术(ICT),例如5G和物联网 ·云计算、大数据、物联网、移动互联网和人工智能 ·电子病历系统、智慧服务和管理系统 ·自动化和智能控制系统,如ICT智能控制系统和临床软件 ·……	·患者及家属 ·医生、护士等医疗专业人士 ·医院管理和运营团队、信息技术和行政人员 ·……	·患者就医便利化,简化就医流程,提供更好的就医体验 ·医疗服务智慧化,通过技术提升诊疗精度和服务质量 ·医院管理精细化,有效整合医疗资源,优化运营效率 ·科学管理和分析,确保医疗服务的持续改进和质量保障 ·……	·优化医疗服务流程,提高诊疗效率,减轻医护负担的同时方便患者就医 ·规范诊疗行为,通过标准化提升医疗服务质量 ·辅助临床决策和医院管理,提高决策的科学性和准确性 ·实现优质、高效、安全、平等的医疗保健服务,提升整体医疗保健水平 ·……

智慧医院概念的公式解读如下：通过各维度的**"创新技术"**，满足**"医疗角色"**（如患者、医务人员、医院管理者）的**"核心需求"**，同时能提供更广泛的**"社会价值"**。

1.2 智慧医院的评价维度

同济大学程大章教授从**人本哲学**（H）、**经济学**（E）、**社会学**（S）、**工程学**（T）四个维度定义智慧建筑，与图 1-1 智慧医院概念公式中的四个核心元素异曲同工，如图 1-2 所示。从四个"学"的角度更能够准确地界定和指导四个核心元素的深入研究，同时具有更大的探索和想象空间。我们将四个核心元素的医院属性与四个"学"相结合，推演出智慧医院的四维评价体系，称为HEST。

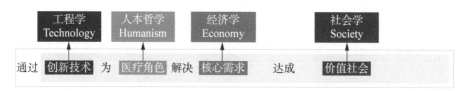

▲ 图 1-2　从智慧医院定义公式推演出的 HEST 四维评价

工程学为智慧医院的实施提供了技术保障，以满足医疗角色在不同场景中，**人本哲学**的核心需求，对个体产生广义**经济学**价值，最终在**社会学**层面实现对公共卫生、老龄化、城镇化的社会贡献，如图 1-3 所示。

HEST 四维评价体系为更全面地认识智慧医院提供了全新的探索方向。接下来，我们将从社会学、经济学、人本哲学和工程学四个维度，分别研究智慧医院的期望、价值、挑战和趋势等，进而指导智慧医院建设更加匹配当前社会需求，以人为本地为关键医疗角色产生核心价值，同时保证技术投入的先进性、合理性和可持续性。

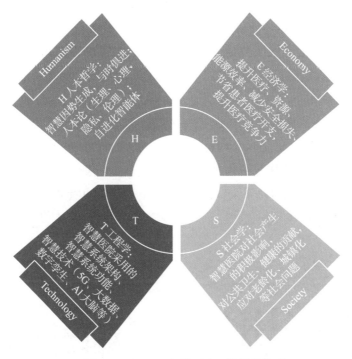

▲ 图1-3　HEST智慧医院四维评价体系

1. 社会学维度看智慧医院
社会发展对智慧医院提出哪些要求？

作为社会重要组成部分，医院承担着维护人口长期健康这一不可或缺的职责。随着社会发展，我国医疗机构面临着诸多新挑战，例如医疗资源不均衡、人口结构老龄化、医疗需求多样化，以及各种突发事件的应对能力不足等。

(1) 社会发展对于医疗资源的公平与可及性提出了新期望

我国人口和医疗资源分布不均衡是一个引人关注的问题。《2021年中国卫生健康统计年鉴》显示：

❶ 我国优秀医疗资源主要集中在发达地区：

  • 从每千人口执业(助理)医师数量看，在直辖市中，京津沪处于医学顶尖水平,占绝对优势,在全国省级排名中的顺序为北京(第一位,5.1个)、天津(第二位,3.8个)、上海(第七位,3.4个)。

• 从全国三级医院数量看,最多的三大省份为四川(259家)、广东(219家)、江苏(176家),最少的是西藏(16家)。

❷ 人口分布不均,城乡医疗资源存在巨大差异:

• 广东省医疗资源丰富,三级医院数量全国排名第二(219家)。但由于人口最多(1.27亿),平均每千人口执业(助理)医师数量排名倒数第二(2.5个),每千人医疗机构病床数倒数第一(4.6张)。

• 城市与农村每千人口执业(助理)医师数量相差近一倍,且各省情况不一,如图1-4所示。

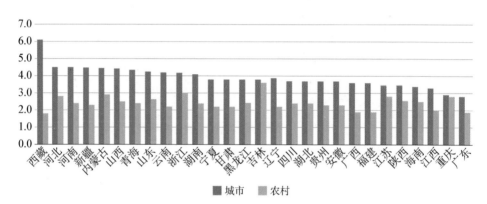

▲ 图1-4 全国各省城市与农村每千人口执业(助理)医师统计(不含京津沪)

由此引发了社会对如何通过智慧医院提升我国医疗资源公平性(包括城乡差距、资源配置顺序和质量等)和可及性(例如医疗服务覆盖范围、便利性以及医疗成本等)的关注。

(2) 社会人口结构变化对就医服务提出多层次需求

人口老龄化及城镇化、人均收入增加等趋势,催生了多种类型的医疗服务需求,单一的、模式化的医疗服务已无法满足所有患者。因此,医院需要提供多层次、多样化的健康服务。

截至 2022 年底,我国 60 岁以上老年人口已超过 2.8 亿。国家卫健委预测,到 2035 年,60 岁以上老年人口将突破 4 亿,占比将超 30%。老年人群面临"数字鸿沟"问题,难以实现在线挂号、线上问诊;患慢性病者居多,需要长期照护,诊断治疗复杂。这无疑对智慧医院服务提出了更多挑战。

另外,随着人民生活水平提高和对生活品质的追求,中国医疗需求将逐步从以医为主转向医养结合,对医疗服务提出了多样化需求(高端体检、特需服务、全生命周期健康服务等)。如何在保证效率的同时满足病患的高端、个性化服务需求,是智慧医院面临的又一挑战。

(3) 社会重大事件应急响应需求对医院运营管理产生的新需求

医院在社会重大事件(自然灾害、重大事故、大型公共卫生事件、战争等)应急响应过程中承担着重要的控制和救治作用。医院的**韧性**是指在突然遭受此类外部作用力时,医院具备较强应对和快速恢复基本医疗功能的能力。2020年以来,随着全球气候变化和新冠肺炎疫情的影响,医院韧性越来越受到全球不同医疗机构、卫生组织的关注。

我国文献中也有了更多对于"韧性"的阐述与实践成果。上海申康医疗卫生建设工程公共服务中心副主任邱宏宇在"构建医疗建筑韧性体系浅议"一文中指出,公共卫生事件频发,传统医疗建筑的弊端逐渐显现。因此在后续医疗建筑设计中,应将应对突发公共安全卫生事件的能力作为重点,并提出了构建医疗建设韧性体系的框架,为其他医院建设同仁提供了切实可依的行动指南,如图 1-5 所示。

(4) 社会学维度智慧医院关键词总结

从社会学维度,总结智慧医院**关键词**:

❶ 医疗资源公平性、可及性;

❷ 人口老龄化、医疗服务多样化需求;

❸ 韧性医院。

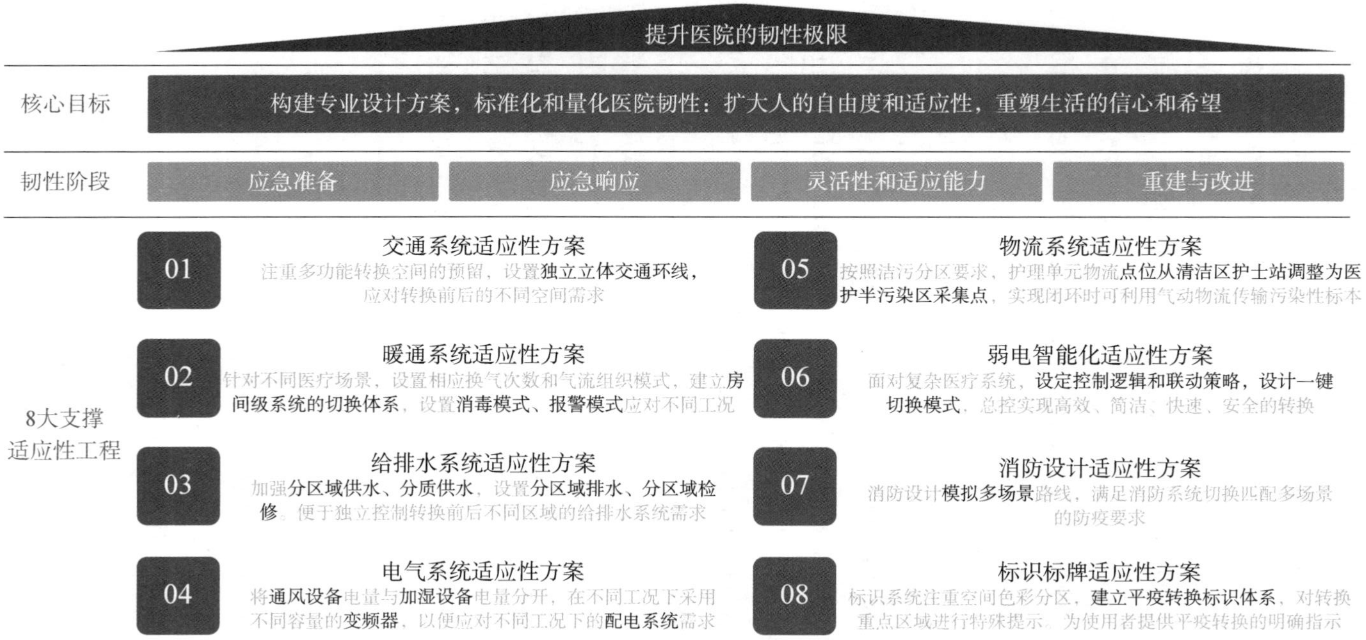

提升医院的韧性极限

构建专业设计方案、标准化和量化医院韧性；扩大人的自由度和适应性，重塑生活的信心和希望

核心目标				
韧性阶段	应急准备	应急响应	灵活性和适应能力	重建与改进

8大支撑
适应性工程

01 交通系统适应性方案
注重多功能转换空间的预留，设置独立交通环线，应对转换前后的不同空间需求

02 暖通系统适应性方案
针对不同医疗场景，设置相应换气次数和气流组织模式，建立房间级系统的切换方案，设置清障模式，报警模式以对不同工况

03 给排水系统适应性方案
加强分区域供水、分质供水，设置分区域排水、分区域检修，便于独立控制转换前后不同区域的给排水系统需求

04 电气系统适应性方案
将通风设备电量与加湿设备电量分开，在不同工况下采用不同容量的变频器，以便应对不同工况下的配电系统需求

05 物流系统适应性方案
按照洁污分区要求，护理单元物流点位从清洁区护士站调整为医护半污染区采集点，实现切换时可利用气动物流传输污染标本

06 弱电智能化适应性方案
面对复杂医疗系统，设定控制逻辑和联动策略，设计一键切换模式，总控实现高效、简洁、快速、安全的转换

07 消防设计适应性方案
消防设计模拟多场景，满足消防的系统切换以配多场景的防疫要求

08 标识标牌适应性方案
标识系统注重空间色彩分区，建立平疫转换标识体系，对转换重点区域进行清晰标示，为使用者提供平疫转换的明确指示

▲ 图1-5 构建医疗建设韧性体系框架

2. 经济学维度看智慧医院
智慧医院可以产生哪些广义经济学价值？

从广义经济学角度，我们不仅能衡量智慧医院带来的直接经济收益，同时能关注各种定量的隐形成本节约和收益。要做到这一点，首先需要了解医院的经济学绩效考核指标，然后再考虑智慧医院如何带来价值增值。参考上海市级医院综合绩效考核体系，可将医院服务与管理的广义经济学影响分为三类：对病患的价值、对医护的价值和对运营管理的价值。

(1) 对病患的广义经济学价值

在绩效考核体系中，与病患息息相关的指标主要是医疗服务和医疗费用，体现在为病患省时、省钱，并提升就医满意度。

❶ 医疗服务考核维度：

- 提高门诊号源预约控制率和智能预问诊平均使用率，可以规范就诊流程、缩短门诊平均等待时间，为患者创造价值；
- 提高检验检查结果互认率，可以直接减少患者的重复检查费用及不必要的检查等待时间；
- 提高医保电子凭证使用率和信用就医使用率可简化患者就医支付和报销流程；
- 提高电子出院小结上传率可免去患者出院后的各种烦琐流程。

❷ 医疗费用考核维度：

- 医疗服务费用占比和药品费用占比控制有利于避免过度医疗；
- 门急诊均次费用和住院均次费用更是直接反映了患者的平均诊疗成本。

(2) 对医护的广义经济学价值

"健康中国 2030"规划明确提出，要采用复合付费方式构建高效的医保支付机制，以**疾病诊断相关分组**（Diagnosis Related Groups, DRG）付费、按**病种分值**（Diagnosis Intervention Packet, DIP）付费制度改革为核心，倡导由"按项目付费"向"按病种付费"的战略调整。在此战略调整下,医护将迎来更加严苛的效率和成本挑战。在上海市级医院综合绩效考核体系中,通过诊疗能力、医疗质量和医疗新技术三个维度考核医院的效率和竞争力。

❶ 诊疗能力考核维度:

    • 微创手术占比、日间手术患者和0～24小时出院患者数衡量了医院的手术效率;

    • 四级手术占比和高综合手术占比展现了医院的高水平手术能力和竞争力。

❷ 医疗质量维度:

    • 手术后再手术率、并发症发生率、感染率,出院后 0～X 天重返率,除了考核医疗质量,同时还影响医疗效率;

    • 不良事件数、风险评估率、预防措施率都是考核医疗安全把控的参数,用于避免事故带来的经济损失;

    • 各种药物使用率用于整个治疗过程的精细化管理。

❸ 医疗新技术维度:

    • 智慧医院鼓励创新以提升医院竞争力。

(3) 对运营管理的广义经济学价值

在绩效考核体系中,运营管理分为两个维度:

❶ 资源配置绩效:着重于效率指标,涵盖资源配置效率(如每万元净资产产出率、资产负债率等)、人力资源效率(如医护比、床护比、每医生人均服务量等)、床位资源效率(如床位使用率、平均住院时长、病房周转次数等)、手术室服务效率、大型医用设备效率(如日均服务量、日均工作时长、开机时长、工作饱和度、门急诊检查等待时长等)。智慧医院需要衡量并优化这些资源的利用,以提升医院的运营管理效率。

❷ 成本管控:除了关注收支、预算执行、卫生材料、人员支出和高值耗材使用等财务数据外,更聚焦于后勤运维成本,包括能耗指标(如每万元业务收入的能耗费用和每单位建筑面积的能耗费用)、后勤人员的效率指标(如每千平米建筑面积和每百床配备的后勤人员数量)、大型医用设备的固定与维护成本(如设

备成新率、万元检查收入的设备维护费用，折旧与维护成本占检查治疗收入比例等）。通过这些细致的绩效考核，智慧医院能够更全面地控制成本，同时优化资源配置，实现运营管理的持续改进和效率提升。

（4）经济学维度看智慧医院关键词总结

从经济学维度，总结智慧医院的**关键词**：

❶ 对病患：减少等待时间、节省医疗开支、简化医疗流程；

❷ 对医护：提升医疗效率、减少安全损失、提升医疗竞争力；

❸ 对运营管理：提升资源效率、能源效率和人员效率。

3. 人本哲学维度看智慧医院
如何匹配医疗场景，以人为本地打造智慧医院？

"第五代医院"概念源于法国，即坚持"以患者为中心"的理念，实现从"病人围着医生转"，向"医生围着病人转"的全新医疗模式转型。以患者为中心，首先要了解影响就医体验的核心因素。据"北京市医疗机构患者就医体验现状及其影响因素分析"针对北京 31 家三级医院、10 家二级医院中 2 460 名患者的调研显示，不同区域（门诊和住院）患者对就医体验评价存在差异，对改善整体就医体验提出了三点建议：建议改善环境和服务来提升就医体验；建议改善医患沟通提升患者就医体验；医院需加强后勤保障及患者隐私保护。

"没有满意的员工就没有满意的顾客"，从人本哲学的角度，我们更愿意将"以患者为中心"提升到"以人为本"。这一理念也得到越来越多医疗机构的认同。

（1）面向患者，区分场景，以人为本地改善服务和环境

在医院不同场景中，患者的需求是不一样的。正如上述调研分析显示的，门诊患者和住院患者就医体验存在差异。由于等待时间长、与医生接触时间短，门诊医患之间的信任是主要挑战，易产生矛盾；而住院患者与医生已经建立一定联系，容易产生信任感。同时，由于环境有长期影响，住院患者对环境要求

更高。因此，以人为本必须区分场景。2021年，由复旦医院后勤管理研究院主办的上海市第27期后勤院长沙龙将医院分为门诊、病房、手术、检查化验、科研教学、行政办公、商业服务、公共环境、机房设施和出入停车十大场景，并展开讨论，为行业定义场景提供了有力的参考。

此外，以人为本就是要打破专业孤岛，在特定场景下，从使用者视角，分析用户画像、用户旅程、关键时刻的情绪、需求和关键点等，设计诊疗业务动线、环境以及服务。以患者病房场景为例，可以从入院前、住院期间、出院等不同时期，分析各个关键时刻的患者旅程，如图1-6所示，以帮助医疗机构和医疗专业人员更好地理解患者的体验和需求，并做相应的改进和创新，以提高患者体验和医疗质量。在这方面，斯坦福大学提出的以人为本创新方法论——设计思维（Design Thinking）可以有效地指导相关工作。

(2) 面向医护及诊疗流程，改善医患互动成效

研究表明，患者对治疗方案的认同和治疗方案的成效与患者的参与度呈正相关。参与度较高的患者更愿意深入了解治疗手段的风险与益处，表现出更强的信任感，积极配合医生的治疗方案，并最终取得了良好的诊疗效果。在全球范围内，知情患者（Informed Patients）群体逐渐崛起，尤其是受过良好教育的患者已不再满足于被动接受治疗，而是积极主动地获取信息，期望参与到治疗方案的决策中，从而使改善医患沟通、提升患者参与度及满意度的目标成为可能。

智慧医院引入医疗设备和分析技术，优化医疗流程，不仅有助于医护人员以更智慧、规范的方式做出医疗决策，并且通过先进科技带来的工作流程自动化和智能化，使医疗专业人员免受重复性任务之困扰，释放医护人员宝贵的时间与精力，使其更专注于医患沟通、医疗服务和管理的核心职责。例如，护理呼叫、物流系统、集中控制等自动化流程和机器人辅助技术高效地承担了一些重复性高、价值相对较低的任务。这不仅能提高医患沟通的效果，为患者提供更高品质的关怀，还进一步提升了医疗服务质量。与此同时，医务人员的工作满意度和幸福指数也随之上升。

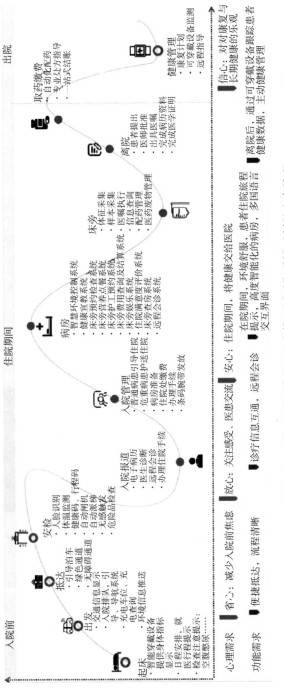

▲ 图 1-6 入院前、住院期间、出院等不同时期关键时刻的患者旅程

(3) 面向医院管理者，立体提升医院运维管理水平

上述研究还显示，在患者对医院的评价中，对于后勤保障及隐私方面的评分较低。针对这个问题，在第 27 期后勤院长沙龙的讨论中，50 余位院长提出，通过交通流(Logistics)、信息流(Information)、能源流(Energy)、体验流(Feeling)综合推动医院的后勤运维，提升后勤保障和隐私保护的系统性解决方案。取四条"流"的英文首字母，我们将其称为 LIFE 智慧医院后勤保障体系，如图 1－7 所示。

(4) 人本哲学维度看智慧医院关键词总结

从人本哲学维度，总结智慧医院**关键词**：

❶ 改善服务和环境：十大场景、设计思维；

❷ 改善医患沟通：知情患者、把时间还给医护；

❸ 提升运营管理：LIFE 智慧医院后勤保障体系。

4. 工程学维度看智慧医院
智慧医院未来需关注的工程技术有哪些？

在医院的建设、运营各个阶段，技术都发挥着巨大作用。如何精准把握技术发展的脉搏，让医院建设既能享受到技术红利，又不被技术所束缚，成为医院建设者的关切点。我们汇总分析了全球范围内的医疗及医院建设技术。

(1) 当前智慧医院相关技术汇总

当前智慧医院的支撑技术发展非常迅速，美国《新闻周刊》(*News Week*)和全球数字公司(Statista)针对全球 28 个国家和地区(以欧美为主)的 300 多家医院做了先进技术利用情况调研，发布了"2024 年世界最佳智慧医院排名"。这些医院在人工智能、数字成像、远程医疗、机器人和电子信息技术的使用方面处于领先地位，如图 1－8 所示。

众多组织、企业从各自的研究领域出发，提出了工程技术对于智慧医院的应用价值。本蓝皮书提炼后将这些工程技术分为四个大类七个子类，便于医院建设与运营者的理解与选择，见表 1－1。

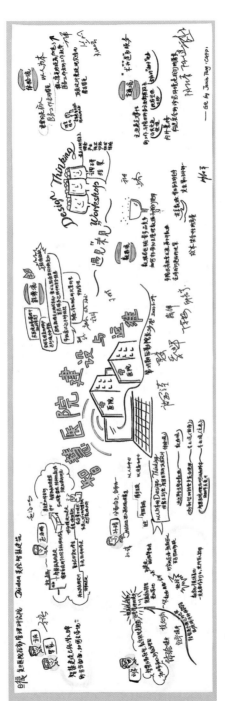

▲ 图 1-7 后勤院长沙龙 LIFE 智慧医院后勤保障头脑风暴

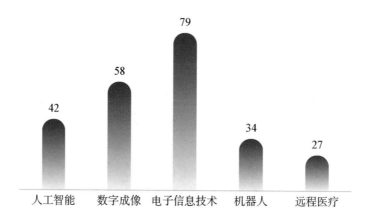

▲ 图 1-8　300 家医院中杰出技术出现的次数

表 1-1　智慧医院技术汇总及分类

技术大类	技术子类及举例	典型医疗应用描述
通用技术	人工智能、大数据、云计算、边缘计算、5G 技术、微服务、语音识别、自然语言处理、脑机接口、量子计算	医院充分利用人工智能和大数据分析病历，预测疾病趋势，实现远程医疗和高效诊断。5G 技术支持医疗设备的实时数据传输，提高医疗服务效率。语音识别和自然语言处理用于电子病历记录、医嘱下达和医患沟通。脑机接口应用于神经科研究和康复治疗。量子计算用于模拟复杂医学场景，加速药物研发
智慧医疗	临床医学技术：医学影像创新技术、医疗器械创新技术	医学影像领域通过创新技术如 AI 辅助诊断、高分辨率成像等，提高诊断精准度。医疗器械方面创新技术包括微创手术器械、智能植入式设备等，推动手术治疗水平提升。机器人在手术室中辅助医生进行高精度操作，减少手术风险
	医疗信息技术：医院信息系统（HIS）、实验室信息系统（LIS）、医学影像存储与传输系统（PACS）、综合管理系统（HRP）	患者信息管理、电子病历记录、药物管理、LIS 处理检验数据；PACS 存储和传输医学影像；HRP 管理员工。这些系统高度整合数据，提高工作效率，降低错误风险，促进团队协作，优化医疗流程。患者通过医院信息系统获得更快速、精准的医疗服务；医护人员能够更好地协同工作，从而提升整体医疗质量和患者体验

（续表）

技术大类	技术子类及举例	典型医疗应用描述
智慧服务	物联技术：物联网、医疗物联网、无线定位系统、智能穿戴设备	医院通过物联网连接医疗设备、监测器等，实现实时数据采集和设备协同工作。医疗物联网用于患者远程监测，提供个性化的医疗服务。无线定位系统用于患者定位、设备管理和室内导航，提高医疗资源利用效率。智能穿戴设备实时监测生理指标，实现个性化医疗服务，同时促进患者更主动参与健康管理
	医疗辅助技术：虚拟现实、增强现实、虚拟助手	虚拟现实和增强现实应用于医学培训、手术模拟和康复治疗，提高医学专业人员的技能水平。虚拟助手在医患互动中提供智能信息查询、预约服务等支持，提升患者体验
智慧管理	楼宇科技：楼宇自控、空调、电梯、照明、能源管理，建筑信息模型(BIM)，运营指挥中心	医院通过建筑科技实现楼宇自控、舒适的空调环境、高效的电梯运行、智能照明系统。BIM技术用于建筑设计和维护，提高医院的可维护性。运营指挥中心整合各项技术，实现对医院设施的智能化监控和调度
	安全及物流技术：生物识别等安全技术、机器人等	生物识别技术用于患者身份验证、医护人员身份管理，提高医院出入口的安全性，确保患者隐私。另外，在患者陪护、物流配送等方面也有广泛应用，可提升医院整体效率

数据来源：Smart hopitals: market overview, trends, and considerations, https://itrexgroup.com/blog/smart-hospitals-market-overview-trends-considerations.

（2）临床医学及医疗信息技术赋能医疗智慧化

在医疗机构内，各类技术的演进均遵循着各自的历史进程。早期，医疗诊断主要依赖传统的听诊器、体温计、血压计等基础工具；医疗技术进入 2.0 阶段后，涌现出了 CT、磁共振、彩色超声、数字化成像、直线加速器等电子医疗器械和设备，拓展了辅助治疗范围；进入 3.0 阶段后，医疗技术逐渐关注支撑诊疗的信息化建设，引入了医院信息系统(HIS)、电子病历(EMR)、医学影像存储与传输系统(PACS)、实验室信息系统(LIS)等电子信息技术和相应的支撑系统。2019 年,医疗领域迈入 4.0 阶段,国家明确提出,从医疗信息化向医疗智慧化转型,并明确了智慧医院包括智慧医疗、智慧服务和智慧管理维度,颁布了各类分级评估标准体系,以促进全行业的对标与实践。这标志着中国智慧医院在智慧医疗方面经历了演进过程,具有自己的技术特点,如图 1 - 9 所示。

(3) 物联网等创新技术赋能就诊服务流程优化

2019 年发布的《医院智慧服务分级评估标准体系(试行)》,从诊前服务、诊中服务、诊后服务、全程服务、基础与安全等五大类 17 个业务子项评估,指导医院以问题和需求为导向持续加强信息化建设,提供智慧服务,为进一步建立智慧医院奠定基础。麦肯锡也提出,诊前、诊中、诊后智能技术可创造及时、便捷、高效患者体验,如图 1 - 10 所示。

(4) LIFE 智慧医院后勤保障体系提升管理绩效

国家卫生健康委员会医政医管局发布的《医院智慧管理分级评估标准体系(试行)》,从智慧管理的功能和效果两个方面评估(0~5 级)。同时又将医院管理业务划分为 10 大类工作角色,例如医疗护理管理、人力资源管理、财务财产管理等。其中,设施设备管理、运营管理、运行保障管理、基础与安全等板块对智慧医院建设提出了具体要求。

实际医院运维管理包括日常运维(从交通流、信息流、体验流、能源流的角度保障医院高效运行,达成评价指标目标)和应急联动指挥(基于 BIM,紧急情况下直观方便地获取信息和辅助决策建议,实现自动或半自动应急响应)。如图 1 - 11 所示,聚合底层交通流、信息流、体验流、能源流的设备,集成于机电设备系统和数据中台(例如美的 iBUILDING 平台),搭建出满足"日常运维、应急联动、质量评价"三位一体闭环的 LIFE 智慧医院后勤保障体系架构。

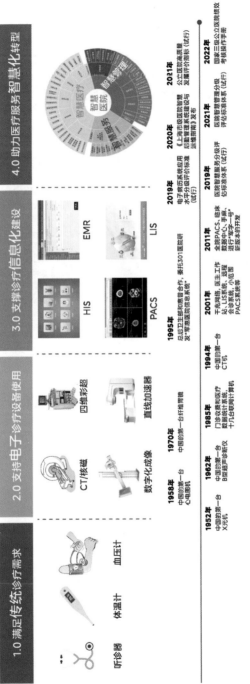

▲ 图 1 - 9　智慧医院技术及特征演进过程

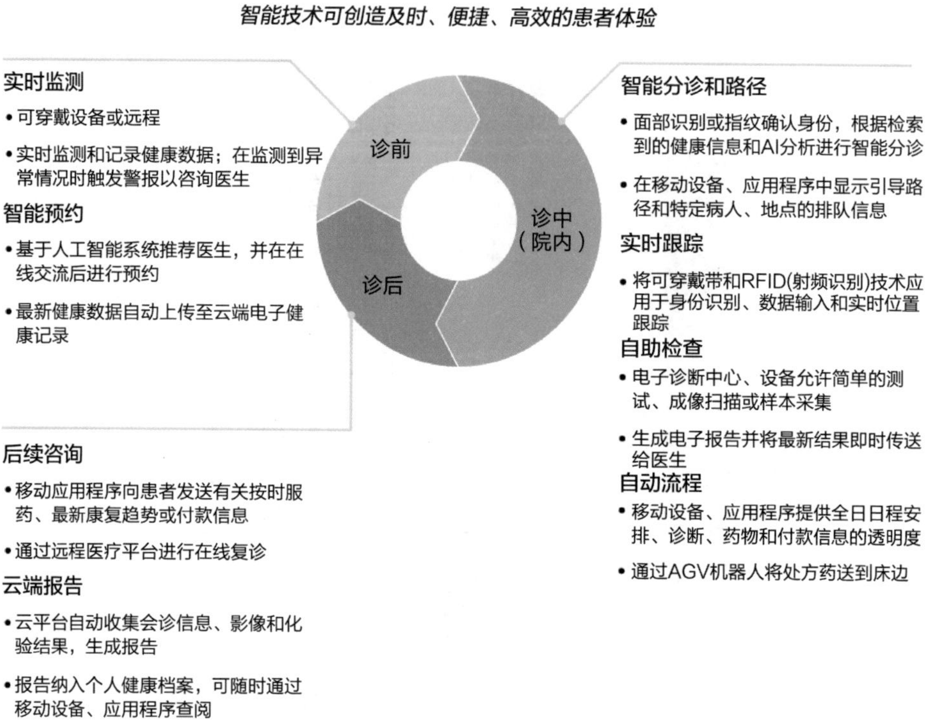

智能技术可创造及时、便捷、高效的患者体验

实时监测
- 可穿戴设备或远程
- 实时监测和记录健康数据；在监测到异常情况时触发警报以咨询医生

智能预约
- 基于人工智能系统推荐医生，并在在线交流后进行预约
- 最新健康数据自动上传至云端电子健康记录

后续咨询
- 移动应用程序向患者发送有关按时服药、最新康复趋势或付款信息
- 通过远程医疗平台进行在线复诊

云端报告
- 云平台自动收集会诊信息、影像和化验结果，生成报告
- 报告纳入个人健康档案，可随时通过移动设备、应用程序查阅

诊前
诊中（院内）
诊后

智能分诊和路径
- 面部识别或指纹确认身份，根据检索到的健康信息和AI分析进行智能分诊
- 在移动设备、应用程序中显示引导路径和特定病人、地点的排队信息

实时跟踪
- 将可穿戴带和RFID(射频识别)技术应用于身份识别、数据输入和实时位置跟踪

自助检查
- 电子诊断中心、设备允许简单的测试、成像扫描或样本采集
- 生成电子报告并将最新结果即时传送给医生

自动流程
- 移动设备、应用程序提供全日日程安排、诊断、药物和付款信息的透明度
- 通过AGV机器人将处方药送到床边

▲ 图 1-10　麦肯锡诊前-诊中-诊后过程使用的创新技术

(5) 工程学维度看智慧医院关键词总结

从工程学维度，总结智慧医院**关键词**：

❶ 智慧医院 4.0；

❷ 诊前、诊中、诊后智慧服务；

❸ 日常运维、应急联动、质量评价三位一体。

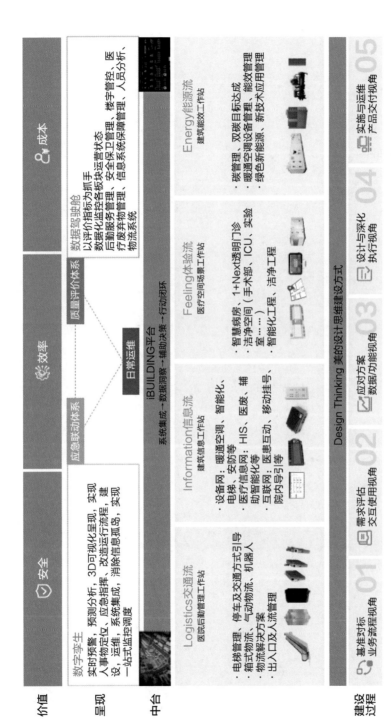

价值

- 安全
- 效率
- 成本

呈现

数字孪生
实时预警，预测分析，3D可视化呈现，实现人事物定位，应急运行流程，改造运行流程，建设、运维，系统集成，消除信息孤岛，实现一站式监控调度

中台

iBUILDING平台
系统集成→数据洞察→辅助决策→行动闭环

日常运维

应急联动体系 质量评价体系

数据驾驶舱
以评价指标为抓手
数据化监控各板块运营状态
后勤服务管理、安全保卫管理、楼宇管控、医疗废弃物管理、信息系统保障管理、人员应用分析、医物流系统

Logistics交通流
医院后勤管理工作站
- 电梯管理、停车及交通方式引导
- 箱式物流、气动物流、机器人
- 物流解决方案
- 出入口及人流管理

Information信息流
建筑信息工作站
- 设备网：暖通空调、智能化、电梯、安防等
- 医疗信息网：HIS、医废、辅助智能化等
- 互联网：医患互动、移动挂号、院内导引等

Feeling体验流
医疗空间场景工作站
- 智慧病房、1+Next透明门诊
- 洁净空间（手术部、ICU、实验室……）
- 智能化工程、洁净工程

Energy能源流
建筑能效工作站
- 碳管理、双碳目标达成
- 暖通空调设备管理、能效管理
- 绿色新能源、新技术应用管理

建设过程

Design Thinking 美的设计思维建设方式

- 01 基准对标 业务流程视角
- 02 需求评估 交互使用视角
- 03 应对方案 数据/功能视角
- 04 设计与深化 执行视角
- 05 实施与运维 产品交付视角

▲ 图 1-11 LIFE 智慧医院后勤保障体系架构

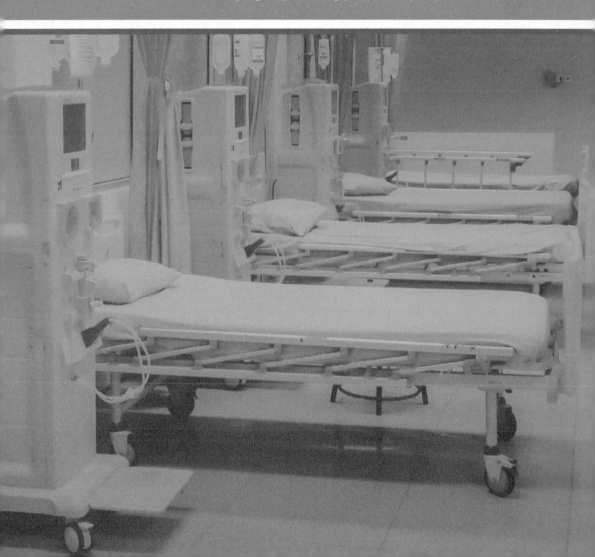

2

探究：
HEST 智慧医院建设方法

2.1 智慧医院建设新思路：大平台小场景

从智慧医院定义推演出 HEST 不同视角下智慧医院的评价维度。如图 2-1 所示，总结了 HEST 四个维度详细研究的关注点。但智慧医院建设四个维度往往交错在一起，相互影响，不可能同时从四个维度入手，必须选择一个维度作为切入点，展开设计和规划。

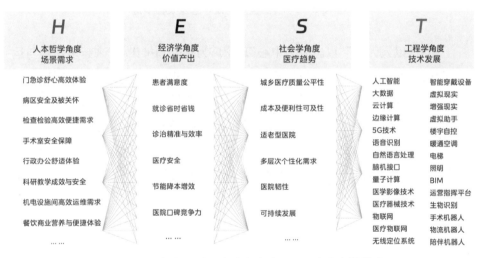

▲ 图 2-1　智慧医院四个维度在建设过程中的交错影响

如图 2-2 所示，传统医院建设仍然以技术为中心，希望完全依靠技术解决医院的各种需求。以技术为中心的智慧医院建设采用纵向专业划分、层级集成服务的架构，即各种智能化、医疗专业化、医疗信息化系统分别负责医院需求调研、工程设计、施工调试以及系统运维；然后，通过技术集成平台打通所有系统，由固定的专业服务人员运维平台及专业系统，并服务于最终用户。这种层级化建设模式存在"局部技术领先""数据及使用体验不连贯""使用专业度高、迭代不灵活""最终用户感知不深"等弊端，难以满足未来智慧医院建设和迭代需求。

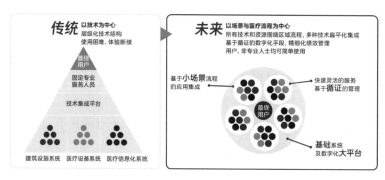

▲ 图 2-2　智慧医院建设理念及架构演进

　　随着"以人为本""以患者为中心"理念广为接受和推崇,越来越多建设与运维者认识到,智慧医院建设应该从人本哲学维度切入,以使用者视角来打造匹配诊疗流程的场景。基础系统建设以场景需求为导向,以数字化"大平台"屏蔽其技术专业性和异构性,不同"小场景"可以根据流程和需求变化快速组合平台服务,构建新的应用服务,从而为最终用户提供灵活、友好的服务体验,为管理者提供数字化循证管理手段。这种以场景和医疗流程为中心的大平台、小场景建设理念及架构,将成为未来智慧医院建设主流。

(1) 大平台

　　医院中的不同场景,其服务是可以共享的,需要数据交换,没有必要为每个场景单独建设所有子系统和服务。大平台的作用就是屏蔽底层系统的异构性,让每个场景都可以透明地调用各种数据,共享基础系统功能和公共技术服务,从而高效完成模块化智慧场景的构建和灵活迭代。同时,大平台统一管理医院所有数据,也为跨系统/场景优化、医院全局视图提供了可能和便利。

(2) 小场景

　　医院是最复杂的建筑,既有公共建筑特征(如门诊区域),也有酒店类建筑特征(如住院区域),还有工艺类建筑特征(如手术区域),同时还包括办公区、教学区、实验区等场景。医院智慧建设很难一概而论,必须分场景对待,逐步形成不同的模块化智慧场景，并可以在医院内以及医院之间快速复制和迭代。

标准的模块化智慧场景可以保证智慧医院建设过程中的大部分内容（80%以上）都是成熟的标准技术和应用；另外 20% 可以根据医院特点定制、迭代和创新，以此保证智慧医院建设成本、时间和质量的可控。

在"大平台、小场景"的架构下，所有技术和资源都以场景需求、区域流程和最终用户为中心，可实现扁平化快速集成和灵活改变，为区域场景精细化管理提供基于循证的数字化手段。

在实际医院建设过程中，并非所有项目都具备"先搭建好完整大平台，再打造各场景"的条件，更常见的方式是，伴随医院实际建设阶段，在新建、改建、扩建的过程中，匹配当前医疗业务需求，来逐步建设平台和场景。在本书第三章提到的相关场景案例中，均从某个场景的建设切入，而后逐步构建全院范围的智慧版图。

智慧医院建设新方法：HDT 五步法

2019 年《新时代智慧医院白皮书》调研显示，69% 的受访院长认为"缺乏顶层设计"是阻碍智慧医院建设的首要因素；2021 年《上海市级医院智慧后勤管理系统建设与运维指南》表明，80% 的院长倾向于智慧医院总集成服务商模式（即一家总集成服务商承担智慧医院的统一规划、设计、施工、维保以及系统升级和技术更新）。众多研究都表明，顶层设计是建设智慧医院核心关键，但在实际工程项目中却往往缺失，或缺乏系统性规划和落地实施的连贯性。

成功的智慧医院顶层规划既要有系统性和创新性，又要可控可落地。一体化的顶层设计下，约"20% 的创新，搭配 80% 的成熟场景"是比较合理的组合。同时，所有创新内容应不断沉淀，逐步转化为平台能力、成熟场景和产品，进而实现迭代。

斯坦福大学提出的设计思维（Design Thinking）是一种以人为中心的创新设计理念，通过双钻模型的两次发散和收敛（问题定义和方案设计环节），不断挖掘用户问题和需求，探索可能的解决方案；并通过一系列原型的迭代，逐步完善产品。这种问题导向、系统思维的设计能力正是目前智慧医院建设过程中所缺失的。

以设计思维为基础理论框架,结合医院建设实践,本蓝皮书提出了医院设计思维(Hospital Design Thinking, HDT)智慧医院建设新方法,如图 2-3 所示。

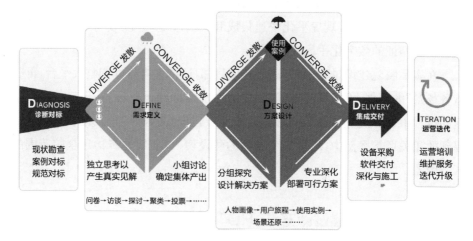

▲ 图 2-3　HDT 智慧医院建设五步法

(1) HDT1 第一步　Diagnosis 诊断对标

❶ **现状勘查**:了解医院的业务定位、业务模式、医疗规划以及工程建设关键节点。对于既有医院改造,还应勘查现场现状。

❷ **案例对标**:根据具体业务目标,寻找类似体量、定位的国内外先进标杆医院,进行对标和最佳实践分析。

❸ **规范对标**:研究为满足业务目标需要顺应的市场趋势、需要符合的标准和法规。

在诊断对标阶段,可以为医院 80% 的标准应用寻找最佳实践,同时为 20% 的智慧创新探索可能的方向。

(2) HDT2 第二步　Define 需求定义

通过双钻模型的第一个钻,系统性探讨实践对标过程中看到的最佳实践是否是我们需要的，如果应用了最佳实践中的相对成熟场景、应用和技术，还存在哪些关键问题和挑战。

❶ **问题与挑战发散**：以诊断对标结果为基础，采用问卷、访谈、调研、研讨等方法，鼓励和激发参与者思考智慧医院建设、运营、升级等方面的问题和挑战。这一阶段不求精确但求覆盖全面。

❷ **核心需求收敛**：通过聚类、分析、投票等方法，聚焦核心需求和挑战。通过收敛定义的核心需求和挑战一般 2～3 个比较合适，最多不超过 4 个。

(3) HDT3 第三步　Design 方案设计

❶ **方案的构思与发散**：此阶段针对已经定义的核心需求，通过关键利益相关者人物画像、用户旅程分析、头脑风暴、方案设计草图，甚至搭建原型等方式，鼓励和激发参与者创新思考，通过技术或流程手段解决问题。

❷ **方案收敛与呈现**：多维度（价值、可行性、实现难度等）评估设计的解决方案，以确定实施优先级。并以技术人员可以理解的用户实例、系统架构、技术原理、设计要求等方式，呈现验证后的解决方案。

(4) HDT4 第四步　Delivery 集成交付

区别于传统按系统分别交付软、硬件的模式，HDT 智慧医院创新建设是一个整体理念，大平台小场景下的众多应用不是单系统实现，而是通过平台、各系统数据互连以及场景融合实现的。因此，需要采用软/硬件、工程一体化交付模式，以功能为导向验收和移交，标准化故障分析处理流程，并做好培训工作，如图 2-4 所示。

(5) HDT5 第五步　Iteration 运营迭代

❶ **智慧医院运营**：智慧医院的复杂性决定了其运营维护不可能采用传统单系统招标模式，而应在设计初期就考虑好服务模式，以保证其运营效果。一体化交付单位需同时提供后期运维保障团队，并由专人帮助最终使用者熟练使用各场景功能。2021 年《上海市级医院智慧后勤管理系统建设与运维指南》提到的智慧医院总集成服务商正是这一角色。

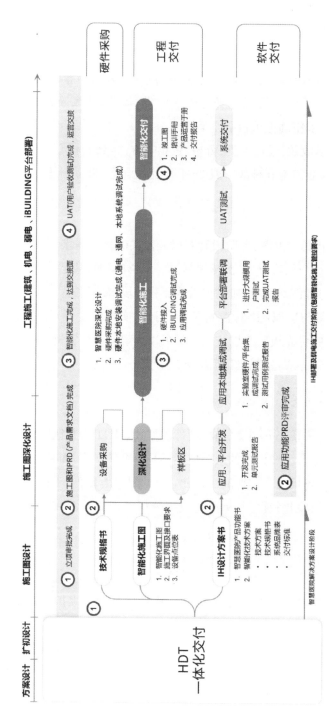

▲ 图 2－4　HDT 一体化交付

❷ **智慧医院场景迭代**:智慧医院的建设不可能一蹴而就。要保证场景功能的成功使用,需要在运营过程中不断优化和迭代。场景迭代基于平台数据统计、用户反馈等,验证关键解决方案的效果和产出,由此制订改善和迭代计划。智慧医院场景解决方案通过快速、持续的迭代实现不断升级、标准化乃至产品化。

有灵魂、能适应、可生长是智慧医院区别于传统医院建设模式的根本标志。HDT 五步法既可以应用于新智慧医院的建设,也可以细化到医院现有场景的智慧化创新中。通过不断迭代,智慧医院在运行过程中具备了持续创新的生命力。后续章节我们将通过多个实际案例分享 HDT 五步法在不同小场景、大平台,以及全院建设中的实践。

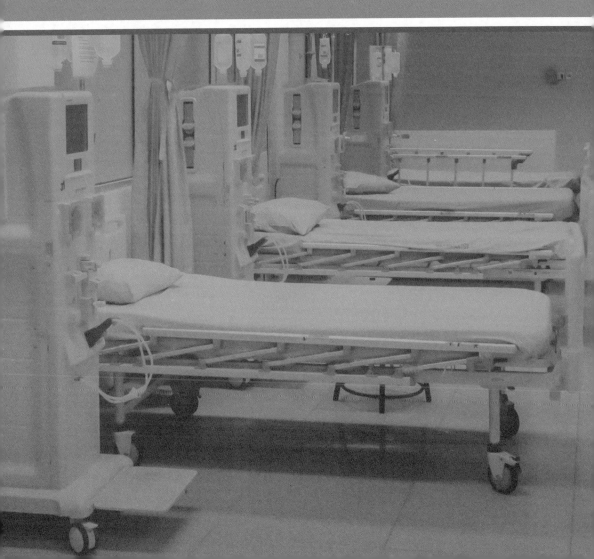

3

分形：
小场景建设典型实践

3.1 智慧病区场景——上海市同济医院

1. 项目背景

上海市同济医院(以下简称同济医院)始建于 1900 年,是上海市普陀区内唯一的三甲综合医院,建筑面积近 10 万平方米,床位数超过 1 500 张。同济医院的目标是,通过整体规划、逐步实施,打造人性化、智慧化、高效化的一流医院,树立超大城市中心城区既有三甲综合医院智慧升级改造的新典范。"十四五"期间,医院针对基建规划(新建、改造、大修等)及智能化、信息化需求,制订了一个中台、两大基石、N 个场景的智慧后勤总体架构蓝图,并将智慧病区作为重点场景率先试点,如图 3-1 所示。

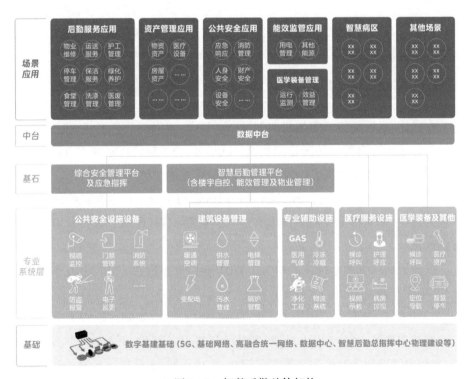

▲ 图 3-1 智慧后勤总体架构

智慧病区是指医院中包括病房、病房护士台、走廊等公共区域以及相关辅助空间和设备在内的区域。根据《综合医院建设标准》，医院住院部面积在医疗业务面积中占比最高，达到 41％。病区作为医院中、长期治疗和护理的重要场所，其环境、医疗服务和管理水平直接影响到病患及家属的直观体验、满意度以及医疗护理工作者的工作效率，甚至影响到医患关系和病人康复速度。

为了推进智慧病区建设，2019 年 4 月，上海申康医院发展中心与上海市同济医院共同决定，将同济医院作为上海市智慧病房试点单位，以同济楼 10 楼特需病区（以下简称"特需病区"）作为首批试点，方案成熟后在新建的同康楼东普通病区（以下简称"普通病区"）进行规模推广。

2. HDT1 诊断对标
智慧病区对标及案例研究

根据 HDT 智慧医院建设方法，项目组在立项初期对标研究了国内外智慧病区相关标准及案例。

(1) 国内外智慧病区发展研究

在美国，病区系统研究始于 20 世纪 60 年代。至 1995 年，约有 25％的医院已经具备了较为完善的病区管理系统。近年来，美国医院将研究重点放在患者床旁系统、信息化病历等，逐步推进病区智能化发展。

日本在 20 世纪 70 年代初开始研究病区管理系统。日本在无线传感器领域较为发达，率先将无线传感技术和嵌入式射频识别（RFID）等技术应用在智慧病区领域。

欧洲的病区管理系统发展相对于美国稍晚，大多数在 20 世纪 70 年代中期至 80 年代开始。

20 世纪 70 年代末，国内仅有北京肿瘤医院、北京协和医院等大型医院拥有病区管理系统。80 年代中后期，部分大医院开始开发部门级的小型管理系统，如药房管理和住院管理系统等。到 90 年代后期，病区管理系统才开始真正进入应用，一些医院开始开发适合本院的专属系统。2000 年至今，国内在智慧病区管理方面发展较快,但仍处于初级、中级阶段。

- 随着政策、经济和技术的发展,国内医院在实现病人信息、病例信息等实时记录、传输和处理方面取得了一定突破。

- 随着《智慧医院综合评价指标》《医院智慧管理分级评估标准体系》《医院智慧服务分级评估标准体系》等相关标准的出现,智慧输液、智能床垫、智能手环等应用应运而生。

- 各系统多独立运行,很多后台支撑系统没有打通,导致应用场景单一、使用率较低。

从标准角度看,截至2022年,国内外均未检索到针对智慧病区的全面建设标准和指导性文件。

(2) 国际经典案例对标

❶ 加拿大亨伯河医院(Humber River Hospital):被誉为北美第一家全方位数字化医院,其智慧病区建设理念是彻底重塑病患护理。以带有摇臂的集成式床旁终端(Integrated Bed Terminal, IBT)为交互核心打造一体化智慧病房。IBT集成了楼宇自控、护理呼叫、病患娱乐点餐、电子病历等模块,楼宇智能、诊疗智能和医疗信息系统能够同时为病患和医护人员服务。病患可以通过IBT控制病房环境、呼叫和联系医护人员、点餐、点播娱乐及教育节目、了解医院和医护人员信息等;医护人员可以通过IBT随时访问病历信息、病人体征信息,输入、更新检查检验结果,进行药品输液扫码等日常辅助护理工作。IBT具备更强大的后台集成化信息和自动化支撑体系,从而给病患和医护带来更好的护理体验,如图3-2所示:

- 点餐系统与电子病历系统联动,仅允许病患选择被允许的餐食;

- 护理呼叫、离床报警等与室内定位系统联动,将呼叫和报警优先推送至距离最近的护理人员;

- 用药提醒、自动送药、RFID药品检查、床旁扫码等保证用药闭环安全;

- 采血扫码后的气动物流、实验室自动检测等自动化手段,把检验周期由原来的3小时缩短至1小时。

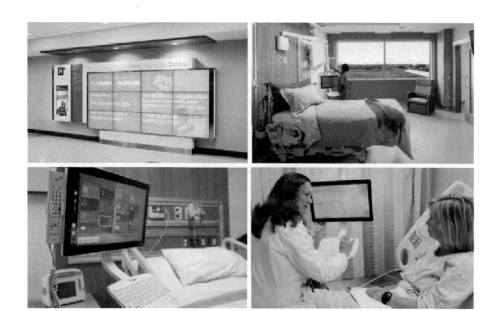

▲ 图 3-2　加拿大亨伯河医院智慧病房

❷ 美国橙园医院(Orange Park Hospital)：以个性化医疗著称，其目标是打造"像你个人一样独一无二的医疗服务"。医院专门设立了一系列临床项目，称为未来应用医院(Hospital of the Future Applications)。将室内定位系统(Real Time Location System, RTLS)与其他系统联动产生新的应用价值。除了常规的资产定位(查找和管理资产)、人员定位(寻人、防走失等)、报警求助等功能外，其 RTLS 还有很多创新，如图 3-3 所示：

　　● 员工定位工卡与洗手机联动，将洗手机给皂信息与当时附近人员及停留时间信息相匹配，7×24 小时监测和管理手部卫生；

　　● 与护理呼叫系统联动，实现呼叫自动解除、呼叫响应计时、病房多色门灯状态联动等；

　　● 与病房 MyCare 电子安全白板联动，实现病房护理状态可视和可追溯等。

从以上对标研究发现，尽管智慧病区经过多年发展，国内外都还处在摸索和研究阶段，缺乏统一的规范、标准指导。床旁、定位以及各种 IoT 设备和技术应用是目前国内外智慧病区发展的主要趋势。国外在后台系统整合和跨系统

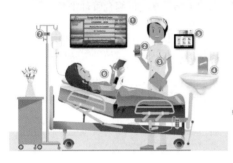

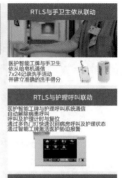
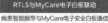

▲ 图 3-3　美国橙园医院未来应用医院

应用方面做得更加出色。同济医院试点应在学习国际先进经验的基础上,结合国内实际需求和相关标准,开展本土化的融合与创新。

3. HDT2 需求定义
智慧病区需求分析

　　根据国家卫健委定义,智慧医院包括面向医护人员的智慧医疗、面向患者的智慧服务和面向医院管理的智慧管理。同济医院根据智慧病区服务分析(见表 3-1),从医疗、服务和管理三个方面,组建了包含医院护理人员、后勤人员、管理人员以及跨专业的人员团队(此团队随着项目的推进不断理清医院各部门以及上下游单位、供应商、集成商的关系),逐步形成项目建设组织架构,展开调研、分析和研讨。项目团队针对传统病区的痛点和智慧病区的需求及创新,进行充分研讨,同时参考对标研究,规划医疗、服务和管理功能。智慧医院病区功能需求规则如图 3-4 所示。

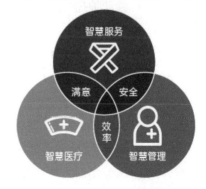

▲ 图 3-4　智慧病区功能需求规则

表 3-1　智慧病区需求分析

功能分类	传统病区存在的痛点	智慧病区的需求及创新
医疗	1. 医护日常简单重复性劳动多，占用大量医疗护理时间 2. 医护移动护理查房不便 3. 医疗信息实时互通性不足	1. 在护士站设立病区综合管理平台，提升全局医疗服务效率 2. 多终端互联，辅助移动护理及查房 3. 医疗数据互联＋生命体征等实时采集
服务	1. 病房环境舒适度及个体化差异 2. 智能化设备不全，软硬件系统割裂，卧床病患获取服务不便	1. 病房设备与装饰环境同步，实现室内环境（温湿度、照度、空气质量、遮阳等）智能控制 2. 通过集成化床旁终端为病患提供控制、信息、预约、结算、娱乐等服务
管理	1. 应急预案停留在纸面，对于突发情况的应急管理能力薄弱，安全保障低 2. 缺乏系统完善的管理制度指导病区医疗、护理、后勤管理和运行保障工作 3. 环境舒适度低，能耗大	1. 以特需病区为试点，建立态势感知系统，标准化应急标准操作流程（Standard Operation Processure，SOP），未来接入全院应急指挥中心 2. 建立一体化楼宇自控、能效管理平台，对病区环境及能耗进行优化 3. 完备的管理制度及规范，多部门协同

❶ 智慧医疗功能规划：

- 护理呼叫及紧急求助应答；
- 智能输液提醒；
- 病患体征监测及异常报警；
- 病人离床及防跌倒报警；
- 移动护理及 HIS 集成；
- 远程会诊。

❷ 智慧服务功能规划：

- 病房娱乐服务（视频点播、上网、健康宣教等）；
- 医患互动（用药提醒、检查提醒、在线咨询等）；
- 病房环境监控（空调、照明、窗帘等）；
- 集成化终端（智能床旁终端、护理呼叫手柄、移动终端等）；
- 床旁多形式结算及出入院服务；

- 远程探视。

❸ 智慧管理功能规划：

- 资产定位及优化管理；
- 病区综合集成监控管理平台（状态、参数、预警、优化等）；
- 应急响应及指挥（火灾、感染、医闹等）；
- 病患及病房信息白板；
- 护理动线及可追溯管理；
- 护士护理绩效管理；
- 红外自动测温；
- 病患实时定位及虚拟周界报警；
- 正负压监控；
- 消毒机器人及环境消毒监控；
- 机器人及自动物流；
- 智慧梯控（非接触式语音控制）。

4. HDT3 方案设计
场景还原与方案规划

在分析病区管理痛点、需求和潜在创新的基础上，针对智慧病区关键区域，还原场景，深挖需求，制订具体解决方案和实现路径。在此，仅以病区护士站综合管理平台、病房集成化床旁终端为例，介绍智慧病区的关键场景解决方案。

（1）关键场景 1　病区护士站综合管理平台

❶ 关注痛点：护理人员难以全面掌控病区状况，导致资源浪费和患者满意度降低。

❷ 解决方案：设立病区护士站综合管理平台，将病房单元、病区护理辅助及 HIS、EMR 等信息系统集成，实现病患状态、护理活动、环境条件、呼叫响应和物流需求的实时监控和可追溯管理。

❸ 预期收益：通过病区综合管理平台，护理人员对病区需求的主动及被动

响应效率提升 30％；护理人员行走距离减少 20％；通过减少护理人员与病患的接触而降低病毒感染风险，提升病区安全性，如图 3－5 所示。

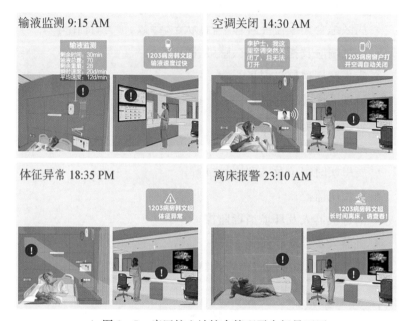

▲ 图 3－5　病区护士站综合管理平台场景还原

❹ 同济医院实践：同济医院特需病区护士站实景如图 3－6 所示。

智慧病房方案遵循自上而下的整体设计原则，将整个智慧病区分为功能应用、集成中台和智能化子系统三个层级，如图 3－7 所示。

● 功能应用来源于 HDT2 需求定义中的功能规划。

● 集成中台起到数据集成联通和子系统异构屏蔽的作用。其开放性和数据标准性，可以赋予智慧病区不断迭代和成长的柔性能力。智慧病区集成中台是同济医院全院数字化中台的一个试点。

● 智能化子系统是各个智慧功能的底层载体，既承载了各自独立的功能，又通过集成中台为顶层功能应用提供数据支撑和执行手段。

病区综合管理平台界面如图 3－8 所示，应尽可能简洁，以病床、病房为基本单元，集中展示病患、护理、体征、呼叫、环境、报警等重要信息，但在需要时可以根据权限切换至其他专业，例如安防、物流、能耗等。

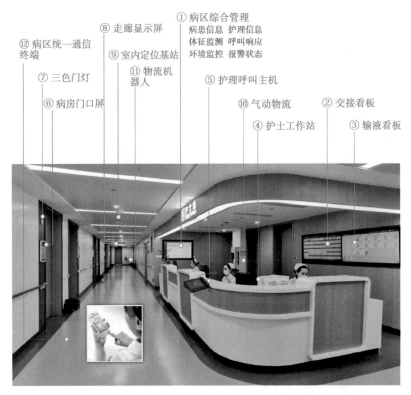

⑫ 病区统一通信终端
⑧ 走廊显示屏
① 病区综合管理
病患信息 护理信息
体征监测 呼叫响应
环境监控 报警状态
⑨ 室内定位基站
⑦ 三色门灯
⑪ 物流机器人
⑤ 护理呼叫主机
⑩ 气动物流
② 交接看板
⑥ 病房门口屏
④ 护士工作站
③ 输液看板

▲ 图 3-6 同济医院特需病区护士站实景及部分智能设备

(2) **关键场景 2** 以集成化床旁服务为中心的智慧病房

❶ 关注痛点:病房环境舒适度及个性化差异;智能化设备软硬件系统割裂,卧床病患获取服务不便;医护移动护理、查房不便。

❷ 解决方案:打破传统智能化系统"独立规划、纵向烟囱式建设、顶层盖帽式集成"的模式,以病房为病区基本智慧单元,通过病房"边缘智能控制单元"对病房内所有智能化系统进行集成、联动,根据病患和医护人员的具体需求,在床旁和病房入口等关键区域部署集成控制终端,实现服务获取的便捷性和操作的直观性。

❸ 预期收益:通过病房级边缘智能控制和集成床旁终端,病房环境满意度提高 30%,日常操控便捷满意度提高 25%,安全预警及处理效率提高 20%。

序号	名称	功能	服务
1	智慧服务		病房娱乐、电视点播、电影点播、视频监控等
2			医患互动
3			用药提醒、检查提醒、在线咨询、在线健康查询等
4		护理辅助	空调、照明、窗帘等设备的远程控制
5			床旁护理时病人所有功能、并通过智能体感实现床旁……
6			退出探视探望关怀……App通过远程护士……多方式语音控制

序号	名称	功能	服务
8	智慧服务	护理呼叫以及紧急呼叫响应	护理呼叫以及紧急呼叫及响应
9		智能环境监测	智能环境监测
10		体征体征监测及环境数据、集成平台实现管理	体征体征监测及环境数据、集成平台实现管理
11		病人离床及防跌倒预案	病人离床及防跌倒预案
12		移动护理、移动病房及HIS集成	移动护理、移动病房及HIS集成
13		完善病房设备综合	多方专家诊疗综合

序号	名称	功能	服务
14	智维	资产定位及优化管理	移动医疗设备的实时定位及资产管理
15		应急呼叫管理及查询	病区紧急呼叫信息查询、监测及管理
16		应急响应及处理	病区报警信息告知与实时中心的告知管理
17		患者及病案信息白板	患者基本信息及病房信息告知看板
18		护理轨迹信息可监测追踪	护理轨迹的追踪及查询等信息看板
19	智慧服务	护士护理质检及管理	护理、协助次数及平均耗时间等数据的统计分析
20		患者实时定位及虚拟围栏	患者定位及虚拟围栏功能
21		红外自动报警	病区入口处的体温筛测及监控系统
22		机械人自动巡更	机器人巡更系统
23		正负压监测	病房的正负压监控及监控系统
24		消毒机器人及环境消毒监控	消毒机器人及环境消毒监控
25		智慧秘书	电梯系统的协同联动入控制及联动控制

集成中台：病区综合管理平台

视频监控　测温门禁　入侵报警　标准时钟　公共信息发布　病房娱乐　病房环境监控　室内定位　体征及病床监测　集成床旁终端　病房环境控制　护理呼叫系统　智能输液　物流机器人　…… ……

▲图 3 - 7　特需病区智慧方案技术构架

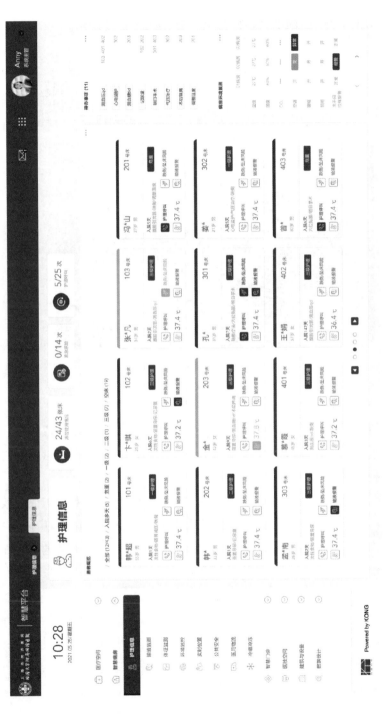

▲ 图 3-8 智慧病区综合管理平台界面

❹ 同济医院实践：同济医院智慧病房实景如图 3-9 所示。

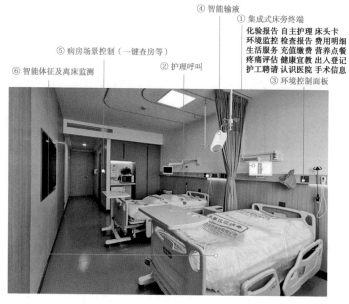

④ 智能输液

① 集成式床旁终端
化验报告 自主护理 床头卡
环境监控 检查报告 费用明细
生活服务 充值缴费 营养点餐
疼痛评估 健康宣教 出入登记
护工聘请 认识医院 手术信息
③ 环境控制面板

⑤ 病房场景控制（一键查房等）

② 护理呼叫

⑥ 智能体征及离床监测

▲ 图 3-9　智慧病房实景和部分智能设备

在智慧病房场景集成方面，同济医院经历了两个阶段。

第一阶段是特需病区试点建设时期，每个智能系统在病区自成体系，通过集成顶层平台按需集成和联动。虽取得不错的应用效果，但在复盘回顾时，我们认为这种建设模式存在一些待改善的内容：

• 每个智能化子系统软、硬件独立建设和部署，建设和维护成本较高。

• 集成涉及整个病区，一旦病区服务器出现问题，所有病房内的智能功能都会受到影响。因此，除了集成界面外，每个独立子系统的操控面板、手柄等均需保留，导致操控界面冗余、风格不统一。

• 集成平台需要集成多个子系统，接口复杂，维护成本和复杂度高。

这一阶段的智慧病房可以看作多个"大脑"（每个子系统相当于一个智能大脑），通过病区级集成平台统一起来。这种模式的结构复杂，推广困难。

第二阶段是在同康楼东普通病区智慧方案推广阶段，同济医院尝试以病房场景控制单元（WU KONG, Ward Unit）为中心进行边缘集成，如图 3-10 所示。

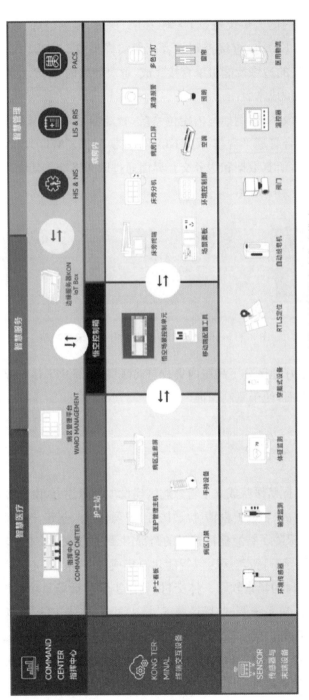

▲ 图 3-10 以 WU KONG 为核心的智慧病房集成模式

● 病房内的大量设备（如空调、照明、窗帘、多色门灯、紧急报警等）尽可能由 WU KONG 直接控制或者就地实现集成。病房内的联动逻辑由 WU KONG 的边缘智能引擎直接完成，解决病房内多个"大脑"的问题，节约建设和维护成本。

● 病区级系统，例如室内定位系统、智能输液系统、体征监测系统等，通过病区综合管理平台与 WU KONG 交换数据。WU KONG 作为智慧病房的核心，所有数据和服务交互界面通过床旁终端或其他移动终端统一提供，如图 3-11 所示。

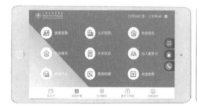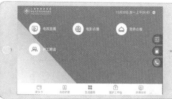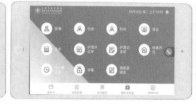

▲ 图 3-11　同济医院智慧病房集成式床旁终端

这种模式很好地区分了病房内集成与病区集成，简化了整个智慧病区的建设结构和维护界面，便于复制和推广。

5. HDT4 集成交付
智慧病区场景交付

在交付环节，同济医院成立了智慧病区建设项目筹建办，由上海申康医院发展中心和同济医院领导班子直辖，拉通医务、护理、信息、基建、医学装备，以及各供应商、集成商，保障了智慧病区建设的跨部门、跨系统交付，如图 3-12 所示。

在筹建办领导下，智慧病区以智能化总集成服务商为中心，变传统的单系统设计、调试、交付为场景软硬一体交付，具体步骤包括场景功能规划、子系统拆分及详细设计、单系统调试、场景调试、集成调试、整体交付、故障排除指导编制、员工操作培训等。同济医院智慧病房项目自 2019 年立项至 2022 年同康楼东（内科医技综合楼）交付，历时 3 年，经历了特需病房创新试点、特需病房迭代优化、普通病房产品化推广三个主要阶段，如图 3-13 所示。

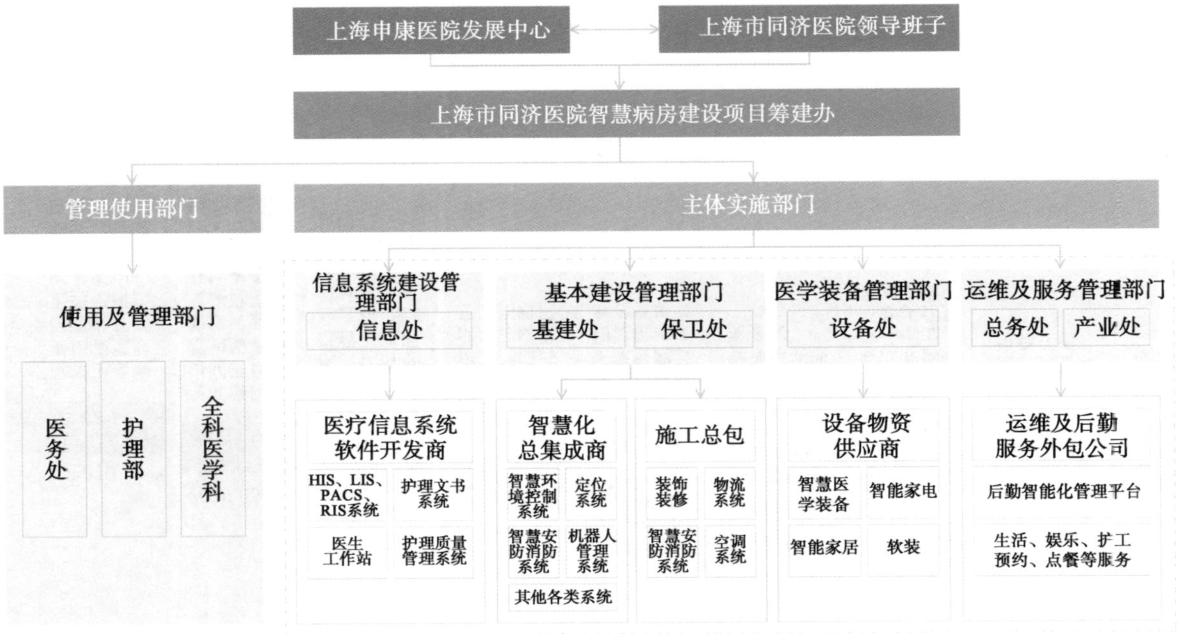

▲ 图 3－12　智慧病房建设筹建组架构

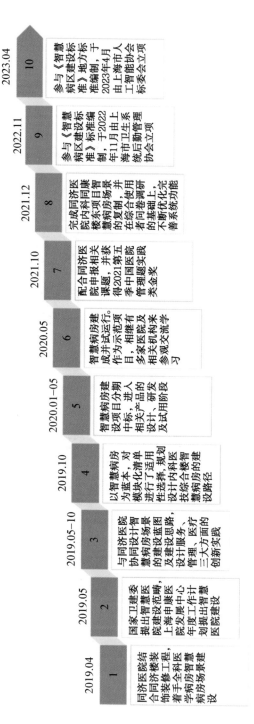

1 2019.04
同济医院结合同济楼装修工程装饰装修工程，着手全科医学病房智慧场景建设

2 2019.05
国家卫建委提出智慧医院建设范畴，上海申康医院发展中心年度工作计划提出智慧医院建设

3 2019.05—10
与同济医院协同设计智慧病房场景的建设蓝图，及建设思路、设计服务、医疗管理三大方面的创新实践

4 2019.10
以智慧病房为蓝本，对模块化清单进行了适用性选择、规划设计内科医技综合楼智慧病房的建设路径

5 2020.01—05
智慧病房建设项目分期中标，进入相关产品的设计、研发及试用阶段

6 2020.05
智慧病房建成并示范运行，作为示范项目，相继有多家医院及相关机构来参观交流学习

7 2021.10
配合同济医院申报相关课题，并获得2021第五季中国医院管理主题实践类金奖

8 2021.12
完成同济医院内科同康楼东项目智慧病房的复制，并在综合使用者问卷调研的基础上，不断优化完善系统功能

9 2022.11
参与《智慧病区建设标准》标准编制，于2022年11月由上海市卫生系统后勤管理协会立项

10 2023.04
参与《智慧病区建设标准》地方标准编制，于2023年4月由上海市人工智能协会标委会立项

▲ 图 3 - 13 智慧病房项目迭代时间表

6. HDT5 运行迭代
投入运行与持续迭代

　　智慧场景建设不是一蹴而就的,即使所有设计功能都完成了调试、验收和相关培训工作,也只是智慧场景运营的开始。运营过程中的持续总结、迭代、进化,才是真正的场景智慧。同济医院特需病区投入使用后,院方通过医患调研、智能产品数据分析等工作,对场景进行持续分析和迭代。

　　同济医院对特需病区医护人员、病患和普通病区医护人员进行了满意度调研。首次调研周期共收到问卷 244 份,采用净推荐值 NPS(Net Promoter Score)方式。调研发现,特需病区的 NPS 达到 80% 以上,医护人员 NPS 较普通病区提高 77.5%,且不满意率(1~6 分)为 0,如图 3-14 所示。

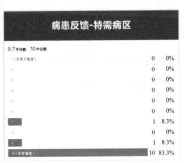

NPS=83.3%-0%=83.3%

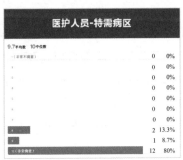

NPS=86.7%-0%=86.7%

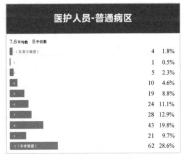

NPS=38.3%-29.1%=9.2%

▲ 图 3-14　病区净推荐值 NPS 调研

(1) 调研问题　印象最深的智能化体验

　　如图 3-15 所示,对于调研问题"**对特需病区印象最深的智能化体验**",病区综合管理平台在三类人群推荐中均排名前三,体现了平台的重要性和建设效果;普通病区更加关注与安全有关的体验,如"智能输液""出入控制"等;特需病区在基础功能得到满足的情况下,更加关注信息的获取和便利。机器人应用在三类人群推荐中都排名靠后。深访分析认为,机器人目前仍然以单一应用为主,往往还需要人的介入,没有体现出系统性。

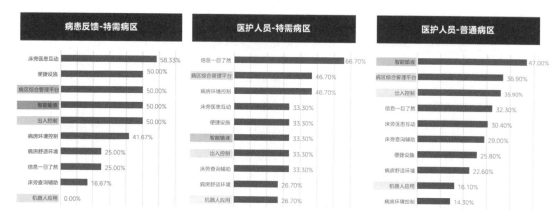

▲ 图 3-15 调研问题：对特需病区印象最深的智能化体验

(2)调研问题 最实用的功能

如图 3-16 所示,在调研问题**"特需病区最实用的功能"**排序中,"智能输液"在三类人群推荐中均排名前二。此外可以发现,特需病区病患和医护都关注自身的便利信息入口(床旁环境控制、可视护士对讲及病区综合管理平台)。但同时,一些床旁服务、娱乐等功能排名靠后。深访分析认为,床旁终端并不在于界面的花哨和表面功能丰富,更加依赖整个医院后台的信息和服务支持;当

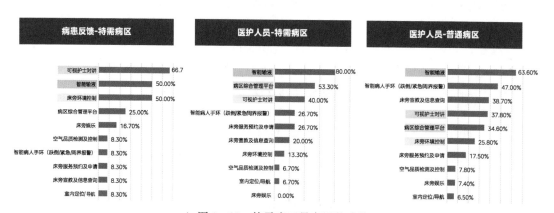

▲ 图 3-16 特需病区最实用的功能

后台无法支撑时,一些功能就会流于形式。这就需要医院不断完善和统一后台,并与床旁逐一对接,持续完善用户体验。

(3) **数据统计** 床旁应用使用统计

如图3-17所示,进一步统计床旁应用的点击次数和页面停留时间,可以发现:从大类看,床头卡、自助护理和环境监控点击及停留时间较长,生活服务及医护工作站不常使用;具体到细节功能,化验报告、环境监控、检查报告及费用明细使用人次较多。

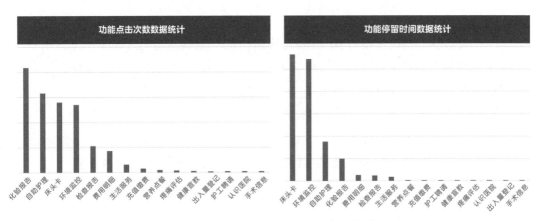

▲ 图3-17 特需病区床旁应用使用统计

(4) **调研问题** 哪些应用简化后使用率会明显提高

如图3-18所示,对于调研问题**"特需病区哪些应用简化后使用率会明显提高"**,统计发现,"病区综合管理平台"简化需求在三类人群调研中均排序靠前;病患及非VIP区域医护人员都希望"智能输液"更加简化;深访发现,病区综合管理平台使用者是非专业人员(医护等),需要从医护的角度设计界面,尽可能简单明了;"智能输液"应用虽然在"护士台"有明确的输液进度、输液报警等显示,但是在病房端的信息不透明。

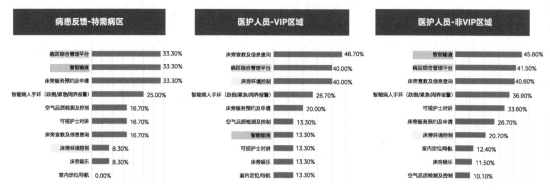

▲ 图 3-18 特需病区哪些应用简化后使用率会明显提高

根据以上调研反馈,同济医院对特需病区智慧病房进行了迭代优化,并在此基础上开发了智慧病房 2.0 方案。目前,2.0 方案已经在同康楼东的普通病区完成模块化推广,并正在据此改造甘泉楼。同济医院智慧病区在 2021 年第五期中国医院管理奖智慧医院主题实践评选中获得全场唯一金奖。同济医院正联合生态伙伴一起编写《智慧病区建设指南》,以便进一步标准化和推广智慧病区相关成果,目前已分别完成团标和地标立项及主要编写工作。

● 7. 上海市同济医院智慧病区场景 HEST 四维评价总结

同济医院智慧病区场景 HEST 四维评价总结见表 3-2。

3.2 数字化复合手术室场景——山西省人民医院

● 1. 项目背景

山西省人民医院创建于 1953 年,是直属于山西省卫生健康委员会的一所集医疗、教学、科研、预防、康复、保健、急救为一体的综合型三甲医院;拥有博士

表 3-2　上海市同济医院智慧病区场景 HEST 四维评价总结

面向对象	人本哲学 (Humanistic)	经济学 (Economical)	社会学 (Social)	工程学 (Technological)
面向患者	智慧病区建设过程中"以人为本"的HDT设计方法应用彻底,在HDT2需求定义中针对病患、医护、管理分别分析;HDT5运营迭代过程中,通过系统性调研及数据分析获得使用反馈,并进行迭代和优化,是此项目的一大亮点	目标是提升病房环境满意度30%;增加日常操控便捷满意度25%;安全预警及处理效率提升20%。根据调研反馈,智慧病区实际病患NPS高达83.3%,不满意度为0	智慧病房通过全面提升住院环境及服务,满足病患对高品质医疗的需求	床旁集成终端为患者提供了智慧病区的统一入口,可实现信息查询、环境控制、服务预订、可视呼叫、多媒体娱乐等一系列功能
面向医护		目标是提升护理人员对病区需求主动及被动响应效率30%;护理人员行走距离减少20%。根据调研反馈,智慧病区实际医护NPS高达86.7%,高出普通病区77.5%	通过自动化、远程手段,减少护理人员与病患的接触,降低感染率,保障病区及医护安全 智慧病区是国家倡导"研究型病区"的基础	病区护士站综合管理平台打通 HIS、EMR等信息系统,实现对病患状态、护理活动、环境条件、呼叫响应和物流需求的实时监控和可追溯管理,以病房为基本单元集成病区病患、护理、环境、呼叫、物流等所有应用,并对报警派发、处理流程、护理效率等进行管理和追溯
面向管理者		大平台:内网、外网和设备网打通,iBUILDING与医疗临床信息两大平台集成实现数据全联通,并实现空间、人员等主数据统一管理,方便日常管理工作,提升管理效率 小场景:基于大平台的统一数据源和服务不断开发迭代,保证了智慧建设的灵活性和可持续性,保护用户投资	获得21年中国医院管理奖智慧医院组金奖,为行业树立标杆 逐步形成团标、地标,指导其他医院智慧医院建设	特需病区试点、迭代、产品化,普通病区大规模标准化复制的模式降低了后期执行的风险及成本控制 智慧病房建设过程中的态势感知、一体化楼宇自控、能效管理平台也是全院智慧化的试点

后科研工作站、山西省肾脏病与血液净化临床医学研究中心、山西省神经疾病临床医学研究中心、山西省消化系统疾病临床医学研究中心、山西省临床医学研究所、山西省口腔疾病预防治疗中心等 20 多个教学和科研机构,是山西省最大的医疗机构之一。

为应对日益增长的医疗需求,山西省人民医院逐步建立了完整的手术空间与体系。现拥有手术室 46 间,建筑面积 7 200 平方米,已建 12 间 I 级手术室,包含 2 间复合手术室(分别为数字化术中 MRI 复合手术室和数字化术中 DSA 复合手术室)以及 3 间 I 级层流装配式净化手术室,并探索和总结出相应的建设方法。本书以数字化复合手术室场景为例,呈现从建设到运营的全过程。

2. HDT1 诊断对标
智能化手术室对标及案例研究

随着科技进步和医疗需求的不断提高,下一代手术室(Next Generation Operating Room)在全球范围内得到广泛关注和研究。发展初期,业内主要关注手术室的数字化和网络化建设,以提高手术室信息化管理和协同工作能力。随后,医院开始引入电子病历、医疗影像系统、手术导航系统等,并建立起手术室内设备的物联网,以实现信息共享和数据传输。今天,手术室的建设逐渐进入了智能化阶段,开始引入自动化医学设备和机器人技术,如手术机器人、自动手术台、智能监护设备等。这些技术可以提高手术的精确性和安全性,减少医疗人员工作负担,提升手术室的工作效率和质量。

当今,全球主流医院对手术室的关注主要集中在以下四个方面:

❶ 智能化技术应用:医院希望引入更多的智能化技术,如人工智能、大数据分析、物联网等,以提升手术室的智能化水平。这些技术可以帮助医生做出更准确的诊断和手术决策,提供更好的患者监测和护理,提高手术的安全性和效果。

❷ 洁净手术环境:减少手术感染风险。各国行业标准对手术室设计和建设中洁净环境的要求逐步精细化与规范化。医院关注手术室在气密性、过滤系统、洁净空气流动等方面的设计,以确保手术室内的环境符合洁净手术

要求。

❸ 人机协同工作：注重医疗人员和智能医学设备之间的协同工作。医院关注手术室内医学设备的操作及交互界面设计，以确保医生和护士可以方便地操作医学设备，并及时获取和分享相关信息。

❹ 数据管理和隐私保护：要求手术室能够实时采集数据、存储和管理，医院关注如何建立安全可靠的数据管理系统，并保护患者隐私。

（1）经典案例对标　约翰·霍普金斯医院

约翰·霍普金斯医院创建于 1889 年，是全美历史最悠久、规模最大的医疗机构之一，拥有 10 万平方米建筑面积和 4.1 万名员工，共有 36 间手术室，每年完成超过 6 万例各类手术，服务能力强，专业化程度高。手术室采用模块化设计，工作流程科学合理，从患者入院前的评估到术后恢复都注重细节管理，实现了手术患者全程高效流畅的治疗体验。其手术室建设和管理的三个亮点：

❶ 高度标准化和专业化的管理：约翰·霍普金斯医院手术室严格执行美国手术室联合会（AORN）护理标准，手术室所有护士和技术人员 100％经过专业培训和考核，确保了稳定的服务质量。医院设置了专门的手术室清洁消毒中心和手术器械管理中心，对器械进行分类存放和标准消毒。手术室内还设置了重症护理技师（Critical Care Technicians）、手术器械专员（Perioperative Equipment Specialists）等专业技术岗位，不同人员分工明确，协同工作，保证手术期间的安全性和高效性。

❷ 应用精益思想优化流程：医院参考精益生产模式，在手术室管理中应用精益思想，通过模块化设计、合理设置手术时间（34～46 分钟）、减少无效等待和储备等，成功减少了各种浪费，单位时间手术室产出提高 70％。

❸ 重视手术患者的全程照顾：从患者入院前的健康评估和心理干预开始，到术后设置专门的手术恢复室（PACU）持续监护，再到出院前反馈满意度，每一个环节都体现了以患者为中心的服务理念。PACU 采取 24 小时值班制度，确保了对术后患者的持续性关注。

约翰·霍普金斯指挥中心如图 3-19 所示。

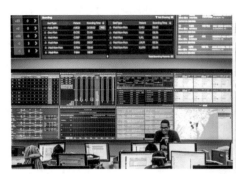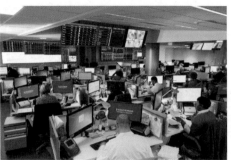

▲ 图 3 - 19　约翰·霍普金斯指挥中心

(2) 行业标准

手术室建设和管理的标准演进体现了传统医疗设施建设规范和现代数字技术的融合。

我国 2013 年颁布的《医院洁净手术部建筑技术规范》(GB50333—2013)及其后续更新,反映了对医院手术部环境质量的重视和高标准要求,尤其是在空气净化和室内装饰方面。《建筑施工质量验收统一标准》(GB50300—2013)对医院建筑项目的施工质量作了具体规定,强调了对建筑细节的关注,包括建筑节能项目和建筑装饰等。

在数字化方面,数字集成手术室成为一种新兴医疗项目。结合国内外医院探索,2022 年由中国勘察设计协会管理,山西省人民医院主编,天坛医院、北京宣武医院、北京协和医院、上海交通大学附属第六人民医院、同济大学附属上海同济医院、复旦大学附属华山医院、北京大学第三医院等参编的《数字一体化复合手术室技术标准》(T/CECA 20023—2022)出台,这也是本项目落地后逐步迭代总结的成果。

● 3. HDT2 需求定义

基于对行业案例、标准的对标,本项目进一步明确了医疗、服务和管理的需求,见表 3 - 3,数字化复合手术室需求定位如图 3 - 20 所示。

表3-3　数字化复合手术室需求分析

功能分类	传统手术室存在的痛点	数字化复合手术室的需求和创新
医疗	1. 精确的手术操作需要医生长时间集中注意力,医生容易疲劳和出错 2. 手术室内的设备和工具使用,需要医生手动调整和操作,效率低下 3. 缺乏实时的临床数据监测和分析,医生决策速度慢且质量不一 4. 传统手术室的空间布局和设备设置不够灵活,难以满足不同手术的需求 5. 医生在手术过程与远程团队成员实时沟通和协作困难	1. 基于人工智能和机器学习的手术辅助系统提供精准的手术导航和操作建议 2. 智能手术器械和设备能够自动调整和适应手术需求,提高手术效率和安全性 3. 实时数据监测和分析系统,能够帮助医生及时了解患者的生理参数和手术进展 4. 柔性手术室设计能够根据不同手术需求调整布局和设备 5. 虚拟和增强现实技术能够实现医生与团队成员远程沟通和协作
服务	1. 患者在手术前后缺乏充分的信息和准备,容易产生焦虑和不适感 2. 手术室内的环境和设备对患者来说不够友好和舒适,缺乏个性化关怀 3. 患者家属在手术过程中难以获得实时的信息和沟通渠道,无法了解手术进展 4. 手术室内的隐私保护不够完善,患者的个人隐私容易受到侵犯 5. 患者在手术后的康复和护理过程缺乏全面的支持和指导	1. 提供个性化手术前准备指导,通过虚拟现实技术让患者提前了解手术过程 2. 设计人性化的手术室环境,包括音乐、照明等,提供舒适和放松的氛围 3. 提供实时手术进展信息和患者沟通渠道,让患者和家属能够了解手术情况 4. 强化患者隐私保护措施,确保患者个人信息安全 5. 提供全方位的康复和护理支持,包括远程监护、个性化康复计划等
管理	1. 传统手术室的建造和装修周期长,造价高,影响项目进展和投资回报 2. 手术室内的设备和系统繁多,缺乏集成和互联,管理维护困难 3. 手术间转换和清洁需要较长的时间,手术室使用效率低下 4. 手术室内的物资和药品管理粗放,容易出现过期和浪费 5. 缺乏有效的数据分析和绩效评估手段,手术室运营的优化和改进缺乏依据	1. 采用模块化和预制建筑技术,缩短手术室建造周期,降低成本 2. 设计一体化的手术室设备和系统,提高设备互联性和集成度,方便管理和维护 3. 引入自动化和机器人技术,提高手术室使用效率和转换速度 4. 建立物资和药品管理智能系统,实现精细化库存管理和消耗控制 5. 建立数据分析和绩效评估平台,实时监测和优化手术室运营

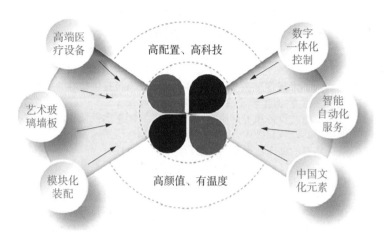

▲ 图 3-20 山西省人民医院数字化复合手术室需求定位

● 4. HDT3 方案设计

在分析手术室管理痛点、需求和潜在创新的基础上，进行场景还原、需求深挖，并制订具体解决方案和实现路径。在此以复合手术室工艺流程及视觉设计、供应–管理–配送（Supply-Processing-Distribution，SPD）模式下的高值耗材精细化管理、手术室统一运营管理三大关键场景为例，介绍山西省人民医院数字化复合手术室的方案设计。

（1）关键场景1 复合手术室工艺流程及视觉设计

❶ 关注痛点：手术过程中往往需要数字减影血管造影（DSA）、磁共振（MRI）等精准诊断设备辅助，患者可能面临多次麻醉和转运带来的风险。但每间手术室单独设置这些高净值诊断设备又面临使用率低的问题。

❷ 解决方案：配备术中 DSA、MRI 等精准诊断设备，通过合理布局实现多个手术室以及常规检查病人共享术中高净值设备；通过人性化视觉设计打造高品质的手术环境，提升医护及病患术中感受及满意度。

❸ 预期收益：

● **更精准**：通过 DSA、MRI 等精准诊断设备，快速辅助手术决策，

大幅度提高手术质量和安全性，缩短治疗周期，改善患者的治疗效果
（有研究表明，使用术中 MRI，低级别脑胶质瘤全切率可从 40% 提高到
80%）。

● **更高效**：高净值诊断设备在多个手术室或者手术检查和常规检查间
共享，提高设备使用率一倍以上。

● **更安全、更人性**：通过流程、智能化手段及视觉设计，提升手术室安
全性及满意度。

❹ 山西省人民医院实践：山西省人民医院数字化复合手术室对标国际一
流，推动兴医工程提质增效，配备了山西省首个术中 3.0T 磁共振和 DSA 等国
际一流装备，实现了在同一手术室完成疾病诊断、手术诊疗及评估等操作，实现
快速精准诊断，缩短治疗周期，改善治疗效果。DSA 复合手术室设备及全景如
图 3-21 和图 3-22 所示。

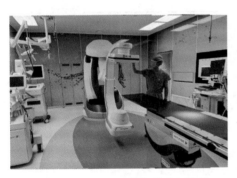 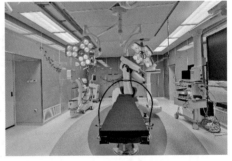

▲ 图 3-21　DSA 复合手术室设备　　　▲ 图 3-22　DSA 复合手术室全景

图 3-23 和图 3-24 所示为医院五层手术部 OR01＋MRI 复合手术室。
OR01 手术室内的术中病人可通过智能无磁转运手术床，直接进入洁净环境
核磁室做检查；常规患者也可以通过缓冲室、1 级控制区进入核磁室，以提高
MRI 设备的利用率。五层 OR01＋MRI 复合手术室平面布局如图 3-25
所示。

为保证 MRI 设备的安全运行，手术室通过包括门铁磁防护在内的专用移
动铁磁探测系统，确保患者、设备及医疗环境安全。

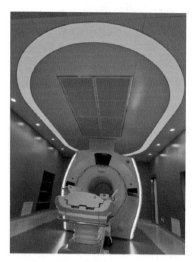
▲ 图 3 - 23　MRI 复合手术室设备

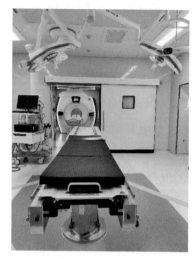
▲ 图 3 - 24　MRI 复合手术室全景

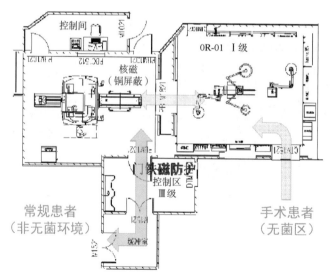
▲ 图 3 - 25　五层 OR01＋MRI 复合手术室平面布局

MRI 复合手术室铁磁探测防护系统如图 3 - 26 所示。

MRI 复合手术室墙面采用钢化玻璃材质，通过 3D 彩喷图案的艺术效果，改善医护及患者在手术过程中的视觉感受，如图 3 - 27 所示。

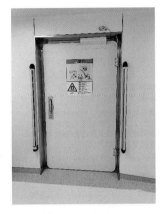

▲ 图 3-26 MRI 复合手术室铁磁探测防护系统

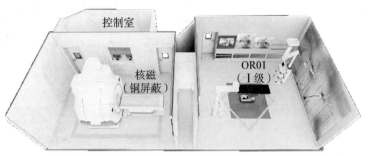

控制室

核磁（铜屏蔽）

OR01（Ⅰ级）

▲ 图 3-27 OR01＋MRI 复合手术室立体效果

(2) 关键场景2 · SPD 模式下的高值耗材精细化管理

❶ 关注痛点：手术室医用高值耗材品牌繁多、供应商差异大，增加了管理难度和风险。高值耗材的采购信息不透明，科室成本核算不实时，难以精准管理医用耗材的库存，无法实现耗材的全流程追溯。

❷ 解决方案：引入高值耗材智能柜，利用 RFID 技术实现医用耗材的一体化管理。通过物联网平台，打通供应商、医院、科室的信息系统，实现耗材的采购、入库、配送、出库、计费等全流程信息化。

SPD 模式如图 3-28 所示。

❸ 预期收益：通过 SPD 模式下的高值耗材精细化管理平台，提高医用耗材供给的响应速度，降低库存积压和断货风险，实现耗材的精准管理；实时统计耗材的使用情况，方便医院科学决策；实现耗材使用的全流程溯源，确保耗材质量及使用安全；同时可减少医护人员的手工劳动，提高工作效率。

❹ 山西省人民医院实践：

• 如图 3-29 所示，引入高值耗材智能柜，使用 RFID 技术实现耗材的自动化管理。护士使用工牌取用耗材，系统能够记录使用信息和库存变化。

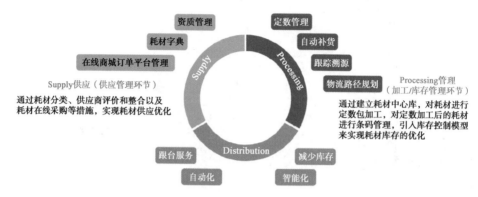

▲ 图 3-28 SPD 模式简介

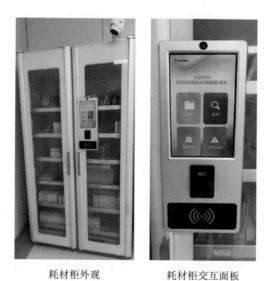

耗材柜外观 耗材柜交互面板

▲ 图 3-29 高值耗材智能柜

- 实现耗材的一物一码管理,通过标准化编码,确保每件耗材的溯源信息。同时建立规格及有效期数据字典,方便查询验证。
- 耗材使用实行"先消耗后结算"模式。连接 HIS 系统,用 PDA 设备扫描患者、护士、耗材条码,实现耗材的自动化计费。

- 建立耗材采购审批流程,规范耗材的申请采购过程,杜绝违规使用情况。实现从申请到采购、入库、使用的全过程电子化管理。
- 利用系统分析历史数据,自动计算补货数量和采购计划。实现耗材供应的精准化,降低库存积压风险。
- 统计耗材消耗数据,为医院管理提供决策支持。综合考量医院发展规划、政策环境等因素,优化耗材管理流程。

(3) 关键场景 3　手术室统一运维管理应用

❶ 关注痛点:传统手术室存在管理流程不规范、感染控制困难、医疗风险高等问题,具体包括:

- 手术质量无法有效监控,存在医疗事故隐患。
- 高值耗材管理不规范,存在医务人员私自携带现象,无法有效控制进入手术室的物品,无法满足手术室对洁净环境的要求。
- 药品管理流程烦琐,需要人工登记领用、盘库等,出错率高且效率低。
- 设备使用率低,人工查找设备费时费力,无法有效利用和调配设备。
- 设备无法有效追踪,存在丢失现象。
- 手术质量无法有效监控,存在医疗事故隐患。

这些问题直接导致了医疗风险的增加,也限制了手术室的工作效率。

❷ 解决方案:从行为管理、物品管理和区域控制三方面开展数字一体化复合手术室智慧化建设,实现手术室统一运维管理。

❸ 预期收益:通过数字一体化手术室智慧建设,在以下六个方面取得显著改善,具体包括:

- 工作效率:系统实现自动盘库管理、一键呼叫等功能,大幅提高工作效率。
- 设备利用率:定位系统实时监控设备状态,使设备调配更加高效。
- 感染控制:规范医务人员行为,有效控制手术室病原体污染风险。
- 医疗事故风险:多重信息核对机制,大幅降低医疗事故概率。

- 药品管理准确率:系统取代人工登记,避免了出错情况。
- 教学科研水平提高:示教系统实现手术远程教学指导。

❹ 山西省人民医院实践:医院自主设计数字一体化架构,整合医院现有信息系统,建成术中磁共振和 DSA 两间数字化复合手术室。落实三级物品管理、行为规范、区域控制,实现手术全流程监控管理,保障患者的安全。数字化手术室已投入使用并通过初步验证,工作效率和医疗质量较传统手术室有显著提升,达到预期目标。该实践为其他医院数字化复合手术室建设提供了可复制的模式与经验。

山西省人民医院统一运维管理构架如图 3 - 30 所示。

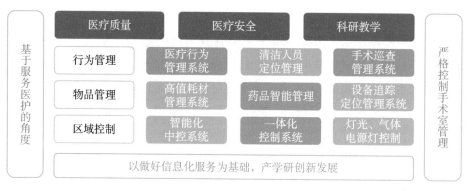

▲ 图 3 - 30 统一运维管理构架

- 行为管理:应用移动信息终端和 RFID 技术实现医务人员和患者信息核对及手术全过程监控,具体包括:

医疗行为管理系统:使用 RFID 技术对医务人员手术服发放等进行监控,规范医务人员行为。

手术巡查管理系统:使用移动终端确保手术准备各环节正确完成,降低医疗事故概率。

手术远程示教:建设手术示教系统,运用光纤技术配置了全景摄像、术野摄像等多路高清专用摄像设备,并通过高清音视频控制器实现高还原度的远程视教。

● 物品管理:采用 RFID 技术、定位技术等信息技术手段,实现高值耗材、药品、设备的全过程可追溯管理,具体包括:

高值耗材管理系统:实现耗材自动出入库管理、过期提醒、计费等功能,杜绝医务人员私自携带耗材进入手术室。

药品智能管理系统:药品入库后系统自动记录,医生通过刷卡、扫码使用及计费,避免人工登记错误。

设备追踪定位管理系统:使用定位技术实时监控设备位置和使用状态,提高设备调配效率,降低闲置率。

● 区域控制:如图 3-31 所示,通过环境监测和智能设备联动实现手术室环境智能化监控,具体包括:

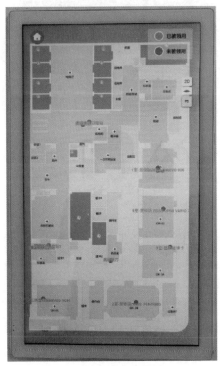

医学设备定位图

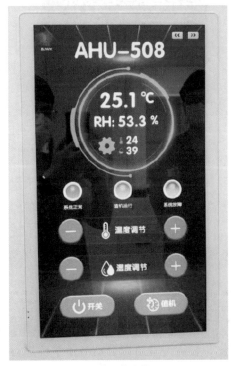

环境温控监控

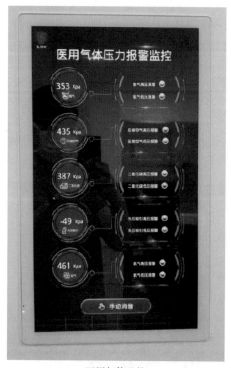

医用气体监控

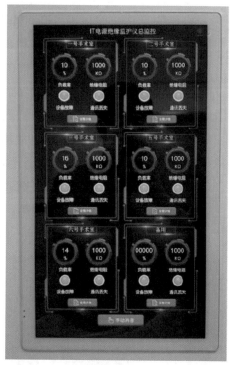

IT 状态监控

▲ 图 3 - 31　区域现场统一管理界面

智能化中控系统：集中监控手术室温度、湿度、气体等参数。

一体化控制系统：实现手术设备的远程智能化控制。

信息发布系统：对接手术麻醉系统，通过各类终端大屏发布手术排程信息、患者信息、手术间具体手术信息等内容。

● 5. HDT4 集成交付

在集成交付环节，需要以技术语言描述功能需求界定和关键场景还原与设计，以便各专业可以分别对子系统进行选型、实施，同时保证集成的整体效果。数字一体化复合手术室更需要融合现代医学技术和工程技术，集成例如智能中控、照明集中管理、设备追踪定位、人员定位、行为管理、高值耗材管理、麻醉药品管理、中央监护管理、一卡通门禁、手术巡查、物流机器人、IT电源绝缘监护仪、医用气体监控、视频监控等技术,以实现手术全过程的智能控制和管理,提升医疗业务效率和患者安全。医生、护士和病人在手术流程中的各个环节与智能系统紧密结合,共同构建高度智能化、协调有序的手术环境。

集成交付子系统如图3-32所示,山西省人民医院子系统支撑不同角色流线的业务需求如图3-33所示。

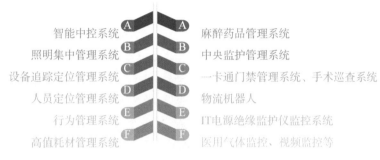

智能中控系统 **A**	**A** 麻醉药品管理系统
照明集中管理系统 **B**	**B** 中央监护管理系统
设备追踪定位管理系统 **C**	**C** 一卡通门禁管理系统、手术巡查系统
人员定位管理系统 **D**	**D** 物流机器人
行为管理系统 **E**	**E** IT电源绝缘监护仪监控系统
高值耗材管理系统 **F**	**F** 医用气体监控、视频监控等

▲ 图3-32 集成交付中子系统内容

数字化复合手术室是现代化手术室与先进的影像设备、信息技术和智能化装备的完美结合,是多部门多设备联合的成果,是将洁净工程、医疗设备、信息技术、智能化装备等多专业与学科集成于一体的科学整合。在施工过程中,实现跨组织协调与有序高效运作的技术协调管理要点如下:

❶ 一部门统管:由技术协调组牵头系统性协调和整合各职能科室、临床业务科室以及各设备/技术产品公司,建设数字化、智能化、模块化的复合手术部。山西省人民医院复合手术室项目构架如图3-34所示。

❷ 整体施工:复合手术室涉及的专业多、设备厂商多、安装点位多,且由不同施工方实施,工程配合复杂程度难以想象,选择优秀的集成方,统一施工、统一安装、统一管理与调试是做好复合手术室的关键。项目施工过程如图3-35所示。

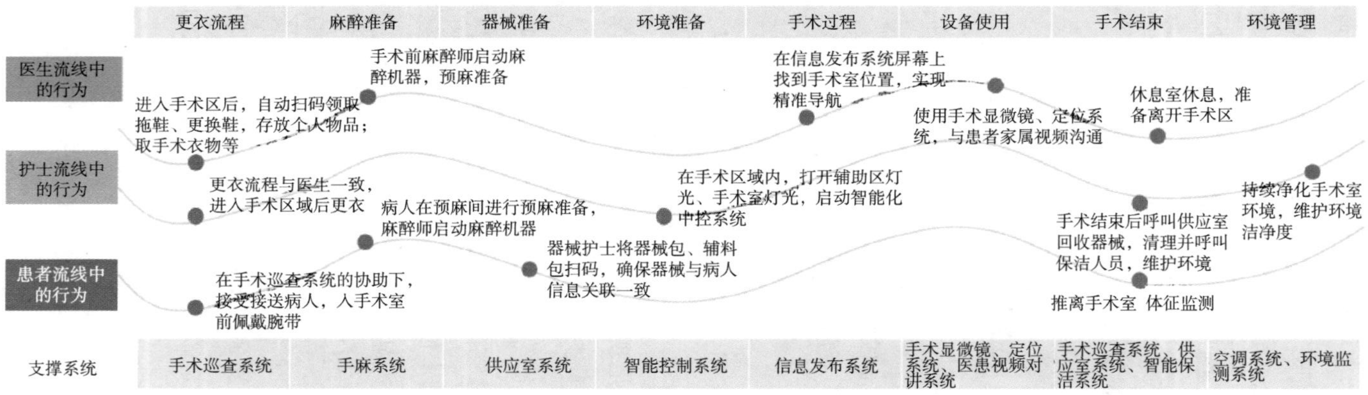

更衣流程　麻醉准备　器械准备　环境准备　手术过程　设备使用　手术结束　环境管理

医生流线中的行为
进入手术区后，自动扫码领取拖鞋、更换鞋、存放个人物品等；

手术前麻醉师启动麻醉机器，预麻准备

在信息发布系统屏幕上找到手术室位置，精准导航

使用手术显微镜统、与患者家属视频沟通

休息室休息，准备离开手术区

持续净化手术室环境、维护环境洁净度

护士流线中的行为
更衣流程与医生一致，进入手术区域后更衣

病人在预麻间进行预麻准备，麻醉师启动麻醉机器

在手术区域内，打开辅助区灯光、手术室灯光，启动智能化中控系统

器械护士将器械包、辅料包扫码，确保器械与病人信息关联一致

手术结束后呼叫供应室回收器械，清理并呼叫保洁人员，维护环境

推离手术室，体征监测

患者流线中的行为
在手术巡查系统的协助下，接受发送病人，入手术室前佩戴腕带

支撑系统
手术巡查系统　手麻系统　供应室系统　智能控制系统　信息发布系统　手术显微镜系统、手术室医患视频对讲系统　手术巡查系统、应急系统、智能对话系统　空调系统、智能保障系统、环境监测系统

▲ 图 3 - 33　山西省人民医院子系统支撑不同角色流线的业务需求

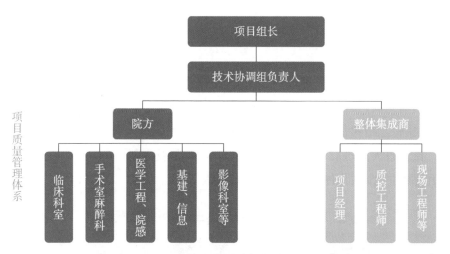

▲ 图 3-34 山西省人民医院复合手术室项目构架

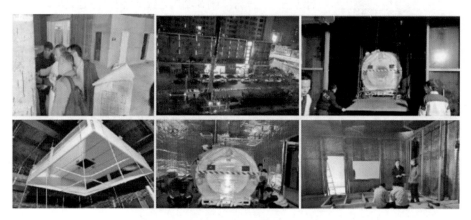

建设过程场景

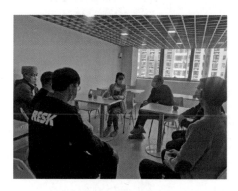

项目现场协调场景

▲ 图 3-35 山西省人民医院复合手术室施工过程

● **6. HDT5 运行迭代**

数字化复合手术室建设是一个渐进的过程,多个系统安装和调试、验收及相关培训完成,仅仅标志着手术室运营的起始阶段。投入运营后系统的不断对接、优化和总结才是场景智慧的真正体现。

山西省人民医院复合手术室在 2020 年 5 月投入使用后,一直在不断地迭代和完善,手术室具体方案进度及迭代见表 3-4。

表 3-4　山西省人民医院复合手术室方案进度及迭代

时间	会议	工程进度概述
2019 年 10 月 22 日	启动会	启动科研临床楼数字化手术室建设项目
2019 年 12 月 27 日	第十六次协调会	洁净手术室空调净化工程、模块化手术室安装工程、装饰装修工程、磁体间配置工程,以及失超管、磁屏蔽窗安装等推进
2020 年 3 月 16 日	第十七次协调会	完成手术室行为管理系统、高值耗材柜系统、巡查系统、手术麻醉接口、HIS 业务系统与手术麻醉系统数据交互和数据共享等任务
2020 年 5 月 6 日	—	数字一体化复合手术室投入使用
2020 年 5 月 21 日	第四十次协调会	开始调试高值耗材柜系统与物资管理系统对接
2020 年 6 月 2 日	第四十二次协调会	开始调试运行高值耗材 SPD 管理系统与 HIS 系统对接
2020 年 6 月 10 日	第四十三次协调会	开始运行高值耗材 SPD 管理系统与手术麻醉系统对接
2020 年 7 月 31 日	第四十四次协调会	首批高值耗材 RFID 条码赋码供应商投入 SPD 供应链系统使用

结合本案例实践,医院主编的《数字一体化复合手术室技术标准》(T/CECA 20023—2022)于 2022 年 8 月 8 日颁布。针对不同类型的复合手术室,如术中 CT 复合手术室、术中 MRI 复合手术室等,提出了特殊的要求,并首次完整引入各类复合手术室净空间设计要求的内容。

展望未来,医院计划在手术室的迭代升级中重点关注麻醉系统的整体管理,包括所有手术间的麻醉设备、麻醉师指导、数字大屏/iPad、患者对讲呼叫和异常报警系统的综合管理。强化麻醉系统管理将进一步提高手术室内麻醉过程的安全性和管理效率,确保每一台手术都能够得到最佳的麻醉支持。医院还将关注多学科团队(MDT)复合手术室的建设,这将促进不同医学专业的协作,推动医疗模式的创新,同时有望提高手术室内各种专业技能的整合效能。

● 7. 山西省人民医院数字化复合手术室场景 HEST 四维评价总结

山西省人民医院数字化复合手术室场景 HEST 四维评价总结见表 3-5。

表 3-5　山西省人民医院数字化复合手术室场景 HEST 四维评价总结

面向对象	人本哲学 (Humanistic)	经济学 (Economical)	社会学 (Social)	工程学 (Technological)
面向患者	提供个性化的手术体验,通过高品质的医疗设备以及艺术玻璃和音乐创造出更舒适的手术环境,减轻患者焦虑	利用数字化设备和系统优化手术流程,降低患者手术风险和缩短复原时间,减少整体治疗成本	提升手术室及医院服务的整体质量,满足人民对高质量医疗服务的多样化需求;与区内医院实现立体服务,提升医院的社会形象和服务水平	运用虚拟和增强现实技术,提供远程沟通和协作,为患者提供高质量的医疗服务和信息透明度
面向医护	引入精准的手术导航系统和实时数据监测,提高医护人员工作效率,减轻工作负担,提升手术安全性	采用先进医疗设备如 3.0T 磁共振和 DSA,提高手术质量和效率。高值医疗设备同时服务常规患者,分摊医疗成本,提升医院经济效益	通过高水平的手术支持,提升社会对医院的信任度,加强对患者健康需求的响应,减少疾病对社会资源的消耗	引入智能无磁转运手术床、定制化的悬吊系统等技术,实现手术过程的实时影像指导和设备自动调整
面向管理者	整合智能化设备和系统,提升医院的整体运营效率,为医院管理提供人性化的决策支持	实现精细化的耗材管理,减少浪费,提高资产利用效率,实现医院运营的经济效益最大化	优化医院运营管理,着力提升医院手术服务能力、成效、品质,并拥有平疫结合的能力,为一方人民健康保驾护航。《数字一体化复合手术室技术标准》有助于推动行业整体水平提升	利用物联网和大数据技术,实现手术室环境智能监控、自动化管理,提升运营效率

3.3 一站式智慧后勤服务场景——复旦大学附属华山医院虹桥院区

● 1. 项目背景

　　复旦大学附属华山医院虹桥院区（以下简称虹桥院区）位于上海虹桥商务区新虹桥国际医学中心，2018 年 6 月开业试运行。虹桥院区占地 100 亩，建筑面积 13 万平方米，建筑高度约 53 米，核定床位 800 张（包含 ICU 床位 100 张）。医院制订了一个统一调度及管理平台、三种业务场景（运输场景、维修场景、巡检场景）的一站式智慧后勤服务架构，如图 3-36 所示。

调度中心	一站式智慧后勤调度及管理平台
	数据总览　业务分析　数据预警　趋势分析

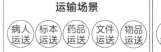

业务场景	运输场景	维修场景	巡检场景
	病人运送　标本运送　药品运送　文件运送　物品运送	日常维修　基建维修　设施维修　设备维修　病房维修	机房巡检　设备巡检　资产巡检

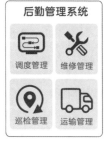
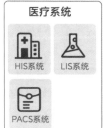
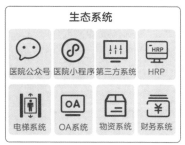

专业系统层

后勤管理系统　调度管理　维修管理　巡检管理　运输管理

医疗系统　HIS系统　LIS系统　PACS系统

生态系统　医院公众号　医院小程序　第三方系统　HRP　电梯系统　OA系统　物资系统　财务系统

基础	数字基建基础
	5G、基础网络、高融合统一网络、数据中心、RFID电子标签、PDA手持设备、AI监控设备、后勤智慧总指挥中心物理建设等

▲ 图 3-36　复旦大学附属华山医院虹桥院区一站式智慧后勤服务架构

2. HDT1 诊断对标
一站式智慧后勤服务对标及案例研究

一站式智慧后勤服务是将后勤运维服务与智慧运维平台相结合,实现及时化、精准化、高效化的后勤服务与管理新模式,是落实国务院办公厅《关于建立现代医院管理制度的指导意见》提出的"探索医院后勤一站式服务模式,推进医院后勤服务社会化"的具体实施案例。

2019 年 2 月,在虹桥院区主管领导的推动下,正式立项建设一站式智慧后勤服务平台。立项初期,甄选、对标、借鉴和创新研究了国内外一站式智慧后勤服务的相关标准、建设案例。

(1) 从发展角度

2014 年开始,国内部分医院开始探索后勤管理的日常维修管理系统、机房巡检管理系统、院内运送管理系统等应用。这个阶段更多是从单场景、单业务的管理需求出发,各系统多独立运行,闭环管理,数据孤立缺少联通,没有为后勤管理和提升带来较大帮助。随着《智慧医院综合评价指标》《医院智慧管理分级评估标准体系(试行)》等相关标准出台,医院领导开始逐渐重视后勤信息化、智慧化的建设。

(2) 从政策角度

2017 年 7 月,国务院办公厅发布《关于建立现代医院管理制度的指导意见》,第二条第十项提出,健全后勤管理制度,探索医院"后勤一站式"服务模式。

(3) 从标准角度

在《医院智慧管理分级评估标准体系(试行)》智慧管理 5 级对标中提到,能够统一管理后勤服务信息,能够综合展示服务管理情况,工程维修记录能够与医院成本控制、材料管理系统衔接,物流运送系统具有传送过程追踪功能,重要医疗物品(如标本、药品等)能够与相应医疗系统对接,后勤服务成本信息能够与医院成本管理系统共享、对接。

(4) 从技术角度

5G、大数据以及人工智能等新一代信息技术应用于后勤运维,推动了后勤管理从信息化向智能化的进阶。独立的业务系统也开始尝试打通与之相关联的业务数据,将后勤分散的系统、业务、数据有效整合,探索后勤智能化、智慧化管理与运维。

(5) 国内经典案例对标

江苏省人民医院是江苏省综合实力最强的大型三级甲等综合性医院,位列中国顶级医院百强排名第21位。其主院区位于南京市主城区,总建筑面积约41万平方米。江苏省人民医院不仅在医疗、科研等专业领域拥有享誉国内外的领先技术和医疗服务,同时在医院运行管理与保障方面也引领全国,率先创建了后勤一站式服务中心,并建立了以提升服务临床保障能力与满意度为核心的后勤信息化系统。

❶ 以业务流程管理为基础,推进后勤一站式报修平台建设,实现科室报修、任务分配、进度追踪、结果评价流程信息化;

❷ 采用后勤物资管理系统,规范物资管理,覆盖整个单位网络;

❸ 建立中央运送系统,实行陪检配送与主管巡查,实时监控配送人员状态,实现药物、样本配送全程可监控;

❹ 引入食堂订餐管理系统,患者在病房足不出户便可预订三餐;

❺ 后勤一站式服务及后勤业务信息系统功能包括资产、空间、巡检、报修、工单、合同等,实现了后勤业务的高效、透明、可追溯闭环管理,提高了整个运维管理的效率和操作流程的规范程度。

3. HDT2需求定义
一站式智慧后勤服务需求分析

对标国务院对一站式智慧后勤服务的指导建议,虹桥院区一站式智慧后勤服务的需求分析从受理、服务和管理三个维度,梳理和确认功能需求,具体见表3-6,一站式智慧后勤服务"三化"建设框架如图3-37所示。

表3-6 一站式智慧后勤服务需求分析

功能分类	传统后勤服务存在的痛点	一站式智慧后勤服务的需求和创新
受理	● 设备特性复杂,安全要求高 ● 日常维修设备较多,紧迫性强 ● 外包服务缺少监管考核体系 ● 运输服务量大,运送点位分散,及时性要求高	● 建立设备电子标签,打通设备管理和运维,提升设备的数据化 ● 通过维修管理系统,提高维修响应及时性 ● 利用后勤工单服务测评系统,建立服务商服务评价体系 ● 运送管理系统确保运送服务的及时性、准确性
服务	● 服务响应不及时,工作质量监管不到位 ● 服务任务分配不均衡,工作效率不高 ● 服务标准不规范,执行落地不统一	● 上线业务系统,确保服务流程全程可监管、可追溯 ● 调度系统优化人工调度存在的调度弊端,确保公平、公正、合理 ● 服务标准化,系统操作规范化
管理	● 后勤服务监管缺少统一监管窗口,效率低下 ● 后勤服务、保障、执行、监管无法一体化串联 ● 工作责任不明确,出现推诿扯皮 ● 工作成效与实际能力脱离,缺少有效的激励	● 建立一站式后勤平台(小程序、App、数字中心),全面提升后勤服务效率 ● 通过后勤一站式中心的任务回访功能,将业务执行团队与需求发起人、服务监管人联系起来,做到 PDCA 闭环管理 ● 留存工单信息流,确保责任分明 ● 工单数据流与工作绩效互联互通,提高员工管理效能

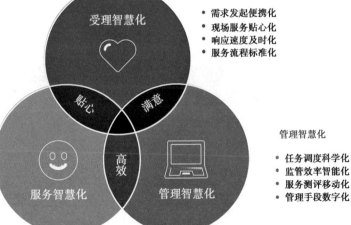

▲ 图3-37 一站式智慧后勤服务"三化"建设框架

4. HDT3 方案设计
一站式智慧后勤服务解决方案

虹桥院区一站式智慧后勤服务平台方案的核心是三个业务场景管理系统和一个平台,即一站式智慧后勤维修管理系统、一站式智慧后勤巡检管理系统、一站式智慧后勤运送管理系统和一站式智慧后勤服务调度平台。

(1) 关键场景 1 一站式智慧后勤维修管理系统

❶ 关注痛点:因设备老化、零配件损坏、人为损坏等多因素导致设备、基建等不能正常工作,其日常维修具有突发性强、不易管控、发生频次高等特点。现场口头报修或电话报修无法真实反映问题,不利于精准判断,维修效率较低,难以做到及时响应;且维修完成后缺少后续跟进。重复报修、反复维修等情况时有发生,导致运维成本增加、后勤管理效能低下。

❷ 解决方案:如图 3-38 所示,一站式智慧后勤维修管理系统以人工自主报修为主导,为科室、医护提供便捷的移动报修工具(小程序、App、H5),打造一键报修、0 秒响应、及时派工、即刻维修的维修管理模式。通过移动人工维修端、医护报修端、调度中心监管端,实现报修现场可视化、维修进程实时化、监管预警数字化、维修管理闭环化。在确保后勤服务质量和响应速度的同时,提高维修效率,降低运维成本。

科室报修

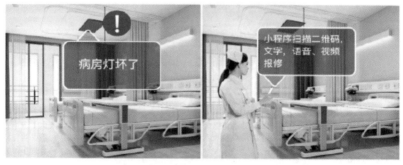

调度中心

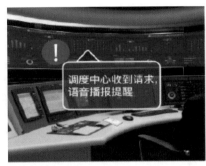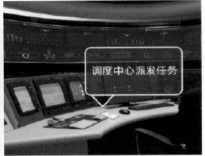

维修现场

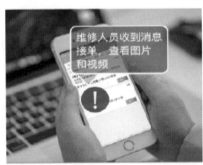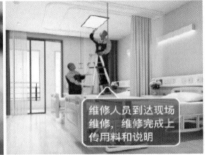

数据监管

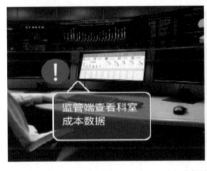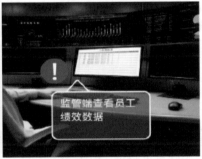

▲ 图3-38 一站式智慧后勤维修管理系统场景

❸ 实测收益:系统上线后,实测医护人员报修量下降38.56%,后勤工程师自主报修增加45.28%,整体维修订单总量减少17.40%,满意度提升了3.6分(100分制),因重复维修减少、耗材质量保障而降低物资耗材成本12.5%。

一站式智慧后勤维修管理系统如图3-39所示。

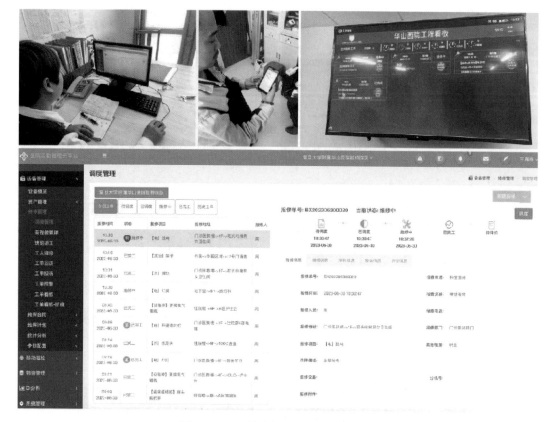

▲ 图 3 - 39　一站式智慧后勤维修管理系统

(2) 关键场景 2　一站式智慧后勤巡检管理系统

❶ 关注痛点:在日常机房巡检中,常出现巡检流程不规范、执行标准不统一、巡检结果难跟进、异常处理不及时等问题,影响设备安全、稳定运行;巡检信息化程度较低、巡检报告流于形式、数据孤立无法利用、安全运维缺少监管等管理痛点,导致运维效率低下。

❷ 解决方案:一站式智慧后勤巡检管理系统按照设备运维保障要求和规章制度,科学制订巡检计划、频次和巡检内容。在巡检过程中,记录结果,上传诊断报告。如发现隐患,管理人员可通过创建维修任务,快速下单或联系厂商,

及时处理故障,排除隐患。针对重点机房,可采用智能表具、传感设备、AI视频等物联网设备,建立24小时无人值守监控机房,自动记录机房运行情况。告警信息可及时转化成报修工单,管理人员可及时、高效地处置告警。一站式智慧后勤巡检管理系统场景如图3-40所示。

移动PDA巡检

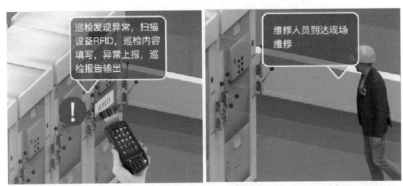

24小时无人机房监管

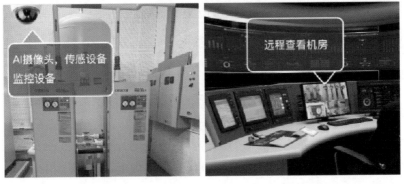

▲ 图3-40 一站式智慧后勤巡检管理系统场景

❸ 实测收益:外包人员操作规范化程度、效率和质量显著提高,机房设备巡检发现问题率提高了21.4%,设备故障挽救率提高了2.13%。同时,后勤外包人员用工减少2.6%。

一站式智慧后勤巡检管理系统实景如图3-41所示。

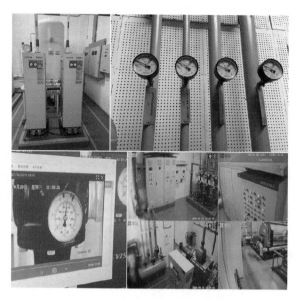

▲ 图 3-41 一站式智慧后勤巡检管理系统实景

(3) 关键场景 3 一站式智慧后勤运送管理系统

❶ 关注痛点:运送对象包括病人陪检、医疗标本、药品、物资、文件、器械等,是保障医院正常运行的基础。运送任务多、分布不均、运送申请不方便、运送不及时、偶有出错、运送效率低、缺少运送员激励手段等问题,一直困扰着运送管理者。

❷ 解决方案:一站式智慧后勤运送管理系统的设计旨在方便发起运送申请,实现智能化运送任务分派,全程跟进运送任务进度;打通医院 HIS 系统,在医生开具病人检查项目时,系统自动将运送任务推送至病人陪检系统,运送员按照 PDA 或手机上的订单信息执行病人转运。同时,基于文件、标本、药品等运送特点,通过循环运送和中央及时运送相结合的方式,完成医院大量的转运工作,确保运送及时和准确,如图 3-42 所示。

❸ 实测收益:运送管理系统上线后,运送效率整体提升 12.7%,及时性提高了 8.5%,出错率降低了 1.6%,科室满意度提升了 4.9%。

一站式智慧后勤运送管理系统实景如图 3-43 所示。

病人运送

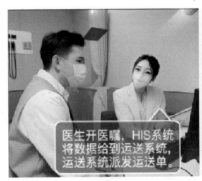
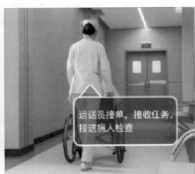

标本运送

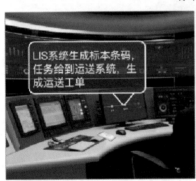
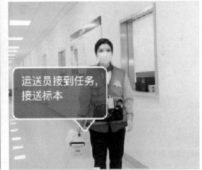

中央运送

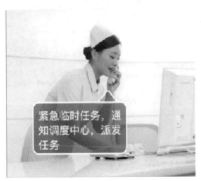
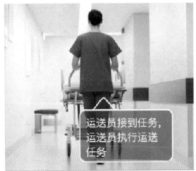

循环运送

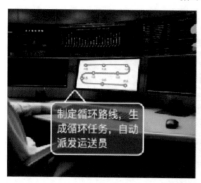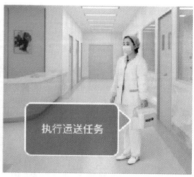

▲ 图 3-42 一站式智慧后勤运送管理场景

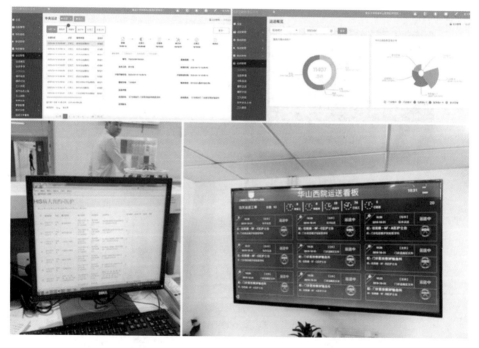

▲ 图 3-43 一站式智慧后勤运送管理系统实景

(4) 核心平台 一站式智慧后勤服务调度平台

❶ 关注痛点:业务分散、受理途径不一,造成医护发起申请不便;后勤业务独立运行,反馈不及时,满意度不高;服务质量监管缺少统一窗口,导致服务效

率和质量低下,无法做到服务、保障、执行、监管一体化串联。

❷ 解决方案:如图 3－44 所示,一站式智慧后勤服务调度平台以综合报修为基础,整合了设备运维、保洁、运送、陪护、餐饮等后勤服务基本项目,也可为信息设备和房屋设施维修以及医院个性化拓展车辆、殡葬、快递等生活辅助服务预留接口。一站式智慧后勤服务调度平台将进一步拓展后勤服务内涵,延伸

医护人员

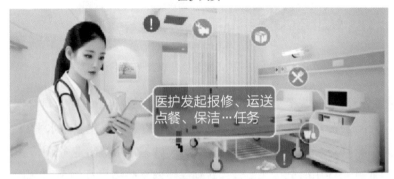

医护发起报修、运送点餐、保洁…任务

调度中心

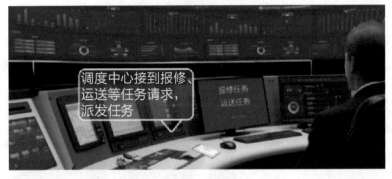

调度中心接到报修、运送等任务请求,派发任务

一站式维修管理

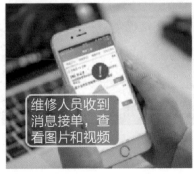

维修人员收到消息接单,查看图片和视频

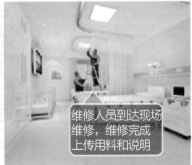

维修人员到达现场维修,维修完成上传用料和说明

运送管理

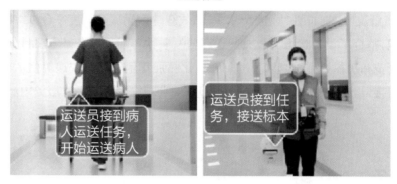

▲ 图3-44 一站式智慧后勤服务调度平台场景

后勤服务管理范围,规范后勤服务标准,将优质后勤服务的理念贯穿医院后勤服务工作全过程,提高医院后勤服务工作效率,提升专业化服务水平。

❸ 实测收益:平台上线后,节约调度人员编制50%,业务响应速度提升23.1%,业务平均用时减少13.8%,后勤保障效率整体提高约16.9%。

一站式智慧后勤服务调度平台实景如图3-45所示。

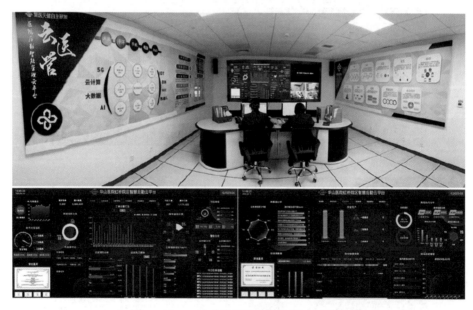

▲ 图3-45 一站式智慧后勤服务调度平台实景

● 5. HDT4集成交付

　　一站式智慧后勤服务平台集成交付包括系统整体规划和项目一体化实施两部分。系统整体规划包含一站式智慧后勤服务平台整体规划(图3-46)、一站式智慧后勤服务架构设计(图3-36)和系统数据流规划(图3-47)等。

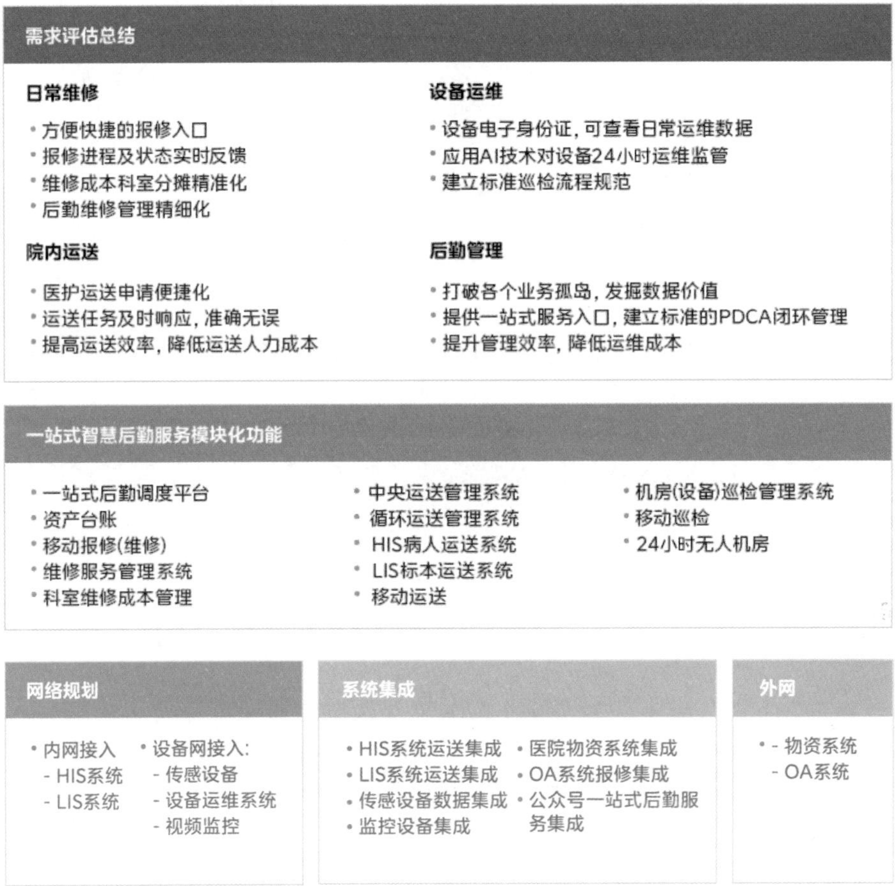

需求评估总结

日常维修
* 方便快捷的报修入口
* 报修进程及状态实时反馈
* 维修成本科室分摊精准化
* 后勤维修管理精细化

设备运维
* 设备电子身份证,可查看日常运维数据
* 应用AI技术对设备24小时运维监管
* 建立标准巡检流程规范

院内运送
* 医护运送申请便捷化
* 运送任务及时响应,准确无误
* 提高运送效率,降低运送人力成本

后勤管理
* 打破各个业务孤岛,发掘数据价值
* 提供一站式服务入口,建立标准的PDCA闭环管理
* 提升管理效率,降低运维成本

一站式智慧后勤服务模块化功能

* 一站式后勤调度平台
* 资产台账
* 移动报修(维修)
* 维修服务管理系统
* 科室维修成本管理

* 中央运送管理系统
* 循环运送管理系统
* HIS病人运送系统
* LIS标本运送系统
* 移动运送

* 机房(设备)巡检管理系统
* 移动巡检
* 24小时无人机房

网络规划
* 内网接入
  - HIS系统
  - LIS系统
* 设备网接入:
  - 传感设备
  - 设备运维系统
  - 视频监控

系统集成
* HIS系统运送集成
* LIS系统运送集成
* 传感设备数据集成
* 监控设备集成
* 医院物资系统集成
* OA系统报修集成
* 公众号一站式后勤服务集成

外网
* - 物资系统
  - OA系统

▲ 图3-46　一站式智慧后勤服务平台整体规划

　　一站式智慧后勤服务平台采用软、硬件及安装施工一体化交付,单系统安装调试后,再基于场景应用集中联调测试、交付验收。虹桥院区具体实施计划见表3-7。

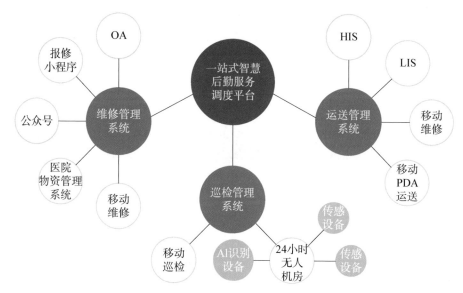

▲ 图 3-47 一站式智慧后勤服务平台各系统数据流规划

表 3-7 虹桥院区具体实施计划

序号	类型	项目	详情	实施周期	负责人
1	需求调研	需求调研	领导、科室访谈,头脑风暴,行业对标与研究	15 天	
2		总结确认	需求汇总、甄选、整理和总结,递交相关方确认	7 天	
3		方案确定	依据医院需求、建设要求,制订方案,上报院方审批、确认	10 天	
4	平台研发	产品设计	根据方案,设计软件,选择硬件,撰写研发文档	15 天	
5		系统研发	产品研发和硬件接口研发	60 天	
6		研发测试	根据产品研发文档,测试产品功能	20 天	
7	软件集成	集成对接	根据方案,技术对接各子系统	5 天	
8		接口研发	根据接口规范,研发接口代码	20 天	
9		联调测试	平台与子系统接口联调、测试	10 天	

（续表）

序号	类型	项目	详情	实施周期	负责人
10	施工安装	设备安装	网络布线、设备安装、施工调试	30天	
11		软件调试	硬件设备与软件系统调试	18天	
12	平台调试	子系统独立调试	平台所涉及软件、硬件分模块调试,子系统由第三方系统调试	30天	
13		平台与子系统调试	平台与子系统集成调试	15天	
14		部署上线	平台正式部署、上线	7天	
15	试运行	部分试用	部分科室试用部分子系统	30天	
16		平台试用	部分科室试用平台和全部子系统	15天	
17		运行报告	整理试运行报告	5天	
18	交付验收	上线运行	全院推广平台应用	30天	
19		评估验收	对标产品方案,验收软硬件、系统功能、网络安全措施等	10天	
20		持续迭代	收集应用反馈,持续迭代优化	30天	

● 6. HDT5 运行迭代

一站式智慧后勤服务平台交付使用后,基于用户的反馈,又进行多次版本迭代和升级。虹桥院区一站式智慧后勤服务重大功能迭代时间见表3-8。

表3-8　一站式智慧后勤服务重大功能迭代时间

类别	项目	详情	实施周期	负责人
需求迭代	陪检系统互通	与医院 HIS 系统数据互通,医生一键预约病人陪检服务	30天	
	急诊 DSA 预约	护士站自主创建紧急订单	45天	
	机房无人抄表	安装传感设备自动上报	30天	
	图像识别预警	增加图像识别功能,自动异常预警	15天	
	ICU 智能表具	末端用能统计与分析	60天	

虹桥院区搭建一站式智慧后勤服务平台,是基于基建条件、预算开支、落地效果等多种因素考虑而建设的。新技术的发展带来了更高效、更智慧的体验。例如,新建医院在药品标准运送中采用气动物流、轨道物流、箱式物流甚至物流机器人;在设备机房巡检时,有些医院尝试采用智能巡检机器人来完成巡检。然而,医院的智慧化后勤建设不仅要考虑技术的发展,也要考虑本院后勤保障团队、专业人员储备、设备投入产出比等因素,应兼顾前瞻性、可落地、易维护、高产出的目标。

● **7. 虹桥院区一站式智慧后勤服务场景 HEST 四维评价总结**

虹桥院区一站式智慧后勤服务场景 HEST 四维评价总结见表 3‑9。

表 3‑9　虹桥院区一站式智慧后勤服务场景 **HEST** 四维评价总结

面向对象	人本哲学（Humanistic）	经济学（Economical）	社会学（Social）	工程学（Technological）
面向医护	提高医护人员工作效率与满意度,通过便捷移动报修工具(小程序、App、H5)减轻工作负担	通过运送管理系统,运送整体效率提升12.7%,及时性提高了8.5%,出错率降低1.6%,科室满意度提升了4.9%	一站式智慧后勤服务平台减少医护设备报修(医护报修量下降38.6%)、服务沟通的时间,可以将更多精力用于病人关怀	移动端技术的应用和系统之间的信息联动大幅度降低了不同部门、专业之间的沟通成本,促进沟通与理解
面向患者	一站式陪检运送服务缓解了就诊病人体弱心慌的就诊特点,提供人性化、贴心的就诊服务	通过智能化服务系统提高服务质量和效率(运送及时性提升8.5%,减少运送服务或设备故障的等待时间),节约患者时间及医疗成本	运送服务中心的建设满足老龄化、独自就诊等群体的就诊检查需求,实现患者便捷无忧的就诊体验	运送管理系统通过智能化任务分派,全程跟进运送任务进度,实现闭环管理,提升运送效率及体验
面向管理者	通过综合报修、设备运维等一站式后勤平台,提升后勤服务效率,提高专业化服务水平,并减少后勤管理工作量	通过一站式服务调度平台,后勤运维人员编制减少50%,业务响应速度提升23.1%,业务平均用时减少13.8%,后勤保障效率整体提升16.9%	坚持优质后勤服务的理念,提高医院后勤服务工作效率,加强医院与社会的联系和互动	利用新一代现代化信息技术,实现后勤信息化向智能化(智能调度、闭环管理)进阶,有效整合后勤分散的系统、业务、数据

3.4 智慧急救场景——上海市医疗急救中心

● 1. 项目背景

　　上海市医疗急救中心(以下简称上海智慧急救)始建于 1951 年,是市卫健委直属市级院前急救医疗机构,主要承担中心城区市民日常急救、突发事件医疗应急救援、重要活动医疗保障以及医疗急救培训等职责。

　　2021 年,上海市卫健委、财政局、发改委、经信委、申康等单位联合发布《关于印发〈上海市"便捷就医服务"数字化转型工作方案〉的通知》,智慧急救被列为"便捷就医"数字化转型七大应用场景之一。

　　在获批国家工信部、市卫生健康委"5G＋医疗健康应用试点项目"基础上,作为智慧医院的社会延伸,急救中心全面推动院前急救服务体系流程再造、规则重构、功能塑造与生态新建。

"便捷就医"七大应用场景

场景一:精准预约 一步到位,简便易行	场景二:智能预问诊 候诊即就诊
诊前精准预约,既缩短患者在院候诊时间,又减少门诊病人聚集,让就医过程不再漫长。	诊前智能预问诊,既减轻医生工作负担,又增加有效的医惠互动时间,增强群众就医的体验度。
场景三:电子病历卡 免册可就诊,病历可追溯,档案随身查	**场录四:互联互通互认** 检查不重复,省钱又省心
电子病历随身带,增强群众就医感受,做到既往病史随时查,便于医生综合判断。	诊中互联互通互认,既避免了群众重复检验检查,减少了群众就医负担和就医时间,又增加群众就医的获得感。
场景五:医疗付费一件事 一部手机走医院	**场景六:核酸检测和疫苗接种** 一键预约、一步检测、一网查询
医疗付费一件事,既减少群众就医付费的排队时间、避免人群在医院聚集,又减低了医院运行成本。	核酸检测网上申请和疫苗接种记录随时查,既有效优化群众核酸检测流程,又缓解医院核酸检测压力。

场景七:智慧急救
上车即入院

5G 技术将急救车和医院联为一体,实现"上车即入院"新场景,目前上海拟通过此次转型实现全国首次全面落地。

2. HDT1 诊断对标
国际智慧急救研究

院前急救系统承担着人民日常急救和突发事件救援等重大职责,是公共卫生与安全应急体系的重要组成部分。随着数字技术的涌现以及社会健康需求的变化,世界卫生组织(WHO)及多国对于智慧急救进行了研究和实践。

(1) 智慧急救体系理论研究

2015 年美国针对智慧急救提出了系统性的理论框架更新及技术展望。美国国家公路交通安全管理委员会(NHTSA)发布针对急救服务(Emergency Medical Service, EMS)与 9 · 11 的新问题分析(Merging Digital Technologies in Emergency Medical Services: Considerations and Strategies to Strengthen the Continuum of Care, NHTSA, 2015),其中,系统梳理了针对不同阶段可以赋能智慧急救的数据驱动行为和相关数据源(图 3 - 48),并总结和展望了在智慧急救当前和未来应用阶段常用的技术手段(表 3 - 10)。

2021 年,世界卫生组织对应急医疗队的分类和最低标准(2021 年版)给出了相对权威的现代急救系统框架,将现代急救分为现场急救(目击者响应、急救派遣、急救人员响应)、转运急救(病患转运、转运急救)和医疗机构急救(交接、急诊护理、医疗处置、早期住院护理)三个阶段,如图 3 - 49 所示。

图 3 - 49 所示框架描绘了在受伤或者疾病急救场景中,从发现到派车、转运、急救单元,以及早期住院护理过程中的必要急救功能。图中橙色字体和图片代表人力资源;蓝色代表系统功能;绿色代表设备、物资和信息技术。

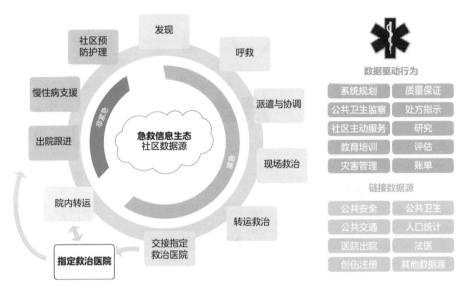

▲ 图 3-48 智慧急救数据驱动行为及数据源梳理

表 3-10 智慧急救中的常用技术、使用现状(蓝色空心箭头)及未来展望(蓝色实心箭头)

将被智慧急救人员使用的数字技术	发现	呼救	派遣与协调	现场救治	转运救治	交接指定救治医院	院内转运	出院跟进	慢性病支援	社区预防护理
计算机辅助派遣(CAD)										
用户级医疗监视设备										
用户级移动健康App										
电子健康记录(EHR)										
电子病患护理记录(ePCR)										
地理信息系统(GIS)										
健康信息交换(HIE)										
公路基础及传感										
库存管理系统(自动)										
车辆内安全科技										
急救人员诊断设备(数据赋能)										
急救人员移动设备及App										
实时分析										
远程医疗咨询										
社会传媒										
可穿戴急救及语音控制设备										
高速无线通讯										

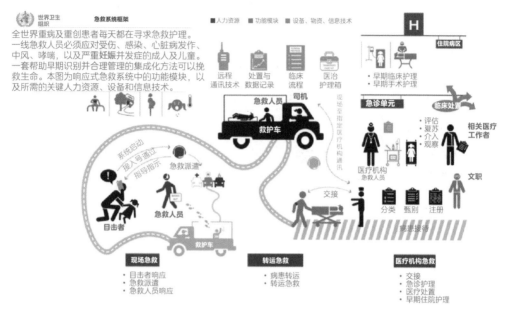

▲ 图 3-49　世界卫生组织(WHO)急救系统框架

2022 年,意大利仁爱大学发表了一篇关于未来可能急救场景的文章(The Future of Emergency Medicine: 6 Technologies That Make Patients the Point of Care, Humanitas Univresity, 2022),探讨了 6 项信息技术对于智慧急救的影响:

- AI 在运送和资源配置上应用;
- 智慧应用使急救流程更流畅、更高效;
- 利用视频游戏开展急救演练;
- 可携带即时诊断设备;
- 医疗无人机空中急救支援;
- 交通辅助及无人驾驶救护车。

(2) 多国智慧急救实践及成果

❶ 日本:针对老龄化社会(2018 年日本 65 岁以上人口比例已经达到 26.3%)引发的急救需求变化,日本提出了 5 项智慧急救优化方案:

- 24 小时公共急救热线;
- 由指定三级急救医院组织协同急救;

- 通过智能手机应用程序,让护理人员实时看到每家医院的可用资源;
- 政府提供更高的急救赔偿金;
- 在急救队伍中采用更多的单一专业医师模式。

❷ 荷兰:使用事故预测软件,估算急救电话的数量,并根据预测需求重新分配急救服务资源。荷兰急救系统的一大特点是其对于医疗工作者教育需求的重视以及持续技能提升的关注。

❸ 丹麦:丹麦已经建立了高度集成的急救和运行链,保证了快速、协调的急救服务响应。

❹ 英国:英国的灾害管理计划提供了高效管理紧急状况的清晰领导路径。英国组建了危险区域响应团队(HART),HART 的护理人员与警察、消防救援等一起工作,以便在事故早期挽救生命。HART 使用的重大事故医疗管理系统(MIMMS),从统计、战术和实操层面管理大量偶发事故。

❺ 美国西雅图:得益于其出色的大众培训,西雅图是全世界院外心脏骤停(OHCA)存活率最高的区域之一。金县(King County)80％的人口接受过心脏复苏(CPR)培训,并可对心脏骤停做出迅速反应。

通过以上对标研究发现,国际上对于智慧急救的阶段以及未来科技发展方向认识基本一致,每个国家或地区都在根据自身社会急救需求积极探索,并取得了一些可借鉴的最佳实践。

3. HDT2 需求定义
建设一个智慧急救数字化转型场景,聚焦三大急救环节

参照对标研究,将上海智慧急救的院前环节分为呼救、派车、救治、送院和交接五个阶段,通过建设一个智慧急救数字化转型场景,实现五个阶段的流程再造,逐步建立全市统一的智慧急救网络,如图 3 - 50 所示。

按照"顶层设计、试点建设、快速复制"的原则,上海智慧急救分步推进、层层落地,建立起覆盖全市的院前院内急救网络。上海智慧急救 1.0 目标聚焦调度(子场景 2)、救治(子场景 3、4)、服务(子场景 5)三大急救环节,建设全市 120 云调度、院前急救大数据中心、院前院内协同救治和医保费用实时结算等四大平台,实现"上车即入院"。进一步细化调度、救治和服务环节的痛点及需求,见

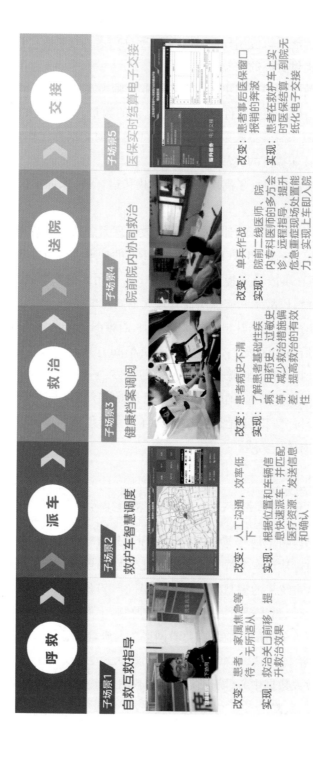

▲ 图 3-50 五项流程再造,建设一个智慧急救数字化转型场景

表 3‒11。

表 3‒11 智慧调度、救治、服务需求分析及功能规划

急救环节	传统急救存在的痛点	智慧急救需求和功能规划
调度 (子场景 2)	1. 救护车及收治医院依靠人工沟通确定,沟通效率低下,浪费急救人员的时间和精力 2. 人工沟通存在理解误差,导致调度偏差或错误 3. 存在资源调度不合理导致浪费或不匹配状况	1. 根据位置信息及救护车信息快速指派急救小组 2. 急救人员可掌握急诊与卒中、胸痛、创伤等五大中心分布情况 3. 结合患者病情迅速确定专科匹配最快到达并能立即收治的医院 4. 院方同时获得信息,确认接收,救护车确保精准送达
救治 (子场景 3、4)	1. 救护小组需现场了解患者情况,效率低,易出错 2. 急救医师"单兵作战",对于医师的能力依赖度大 3. 到院后需交接救治情况,交接及后续准备时间长	1. 救护小组可第一时间调取急救患者之前的就医及病历信息 2. 通过信息平台与 5G 音视频双向传输系统,实现院前医生上下级协同与远程实时指导,实现"上车即入院" 3. 医院获取救护车上患者救治及生命体征实时情况,到院无纸化交接
服务 (子场景 5)	病人、家属用车后,在线下医保窗口奔波报销	车载终端与市医保中心系统实时对接,实现刷卡或脱卡实时结算,大大提升了患者就医的便捷体验感

4. HDT3 方案设计
依托两个新型公共基础设施,打造四个平台支撑关键子场景

从总体架构角度,上海智慧急救首先规划了两个新型公共基础设施,为子场景及应用平台提供统一的软硬件基础。

(1) 通过政务云网建设智慧急救市级平台

打通全市 120 调度系统、市 120 车载调度终端、市级指定急救医院和各"智慧急救"区级平台,为数据互通奠定基础,如图 3‒51 所示。

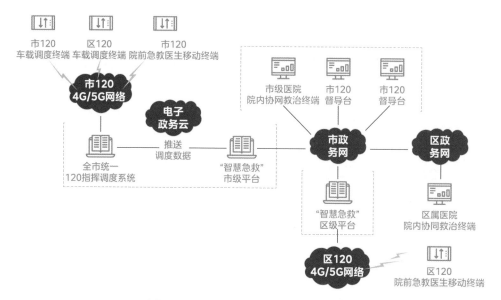

▲ 图 3-51　上海智慧急救市级平台网络规划

(2) 同时打造医疗急救 5G 专网和 5G 救护车

上海市地方标准《监护型救护车配置规范》已入选上海市首批 10 个"上海标准",为应用场景提供统一硬件支撑。上海智慧急救 5G 救护车配置如图 3-52 所示。

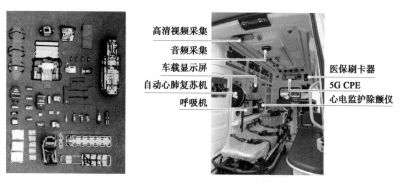

▲ 图 3-52　上海智慧急救 5G 救护车配置

(3) 应用平台 1　120 云调度

❶ 关注痛点:依靠调度员个人经验的调度模式,效率低,易出错,调配方案无法实现全局优化。

❷ 解决方案:利用 5G、音视频技术及地理信息系统(Geographic Information System, GIS)等技术提升现有调度系统功能。

❸ 预期收益:根据呼叫位置、急救等级、城市交通情况等合理安排急救调度,避免资源浪费。对潜在急救资源缺失等进行预警,加快急救响应。

❹ 上海智慧急救实践:上海智慧急救 120 云调度平台是特大型城市急救调度系统迁移上云的典型案例。本着一体化、智能化和平疫结合的原则规划。

● 一体化:全市(市 120、区 120)同质化管理;特殊背景下可实现统一调度。

● 智能化:支持 GIS(百度、高德、本地地图、ArcGIS 四个地图);基于大数据智能辅助派车。

● 平疫结合:搭建分钟级指挥中心,兼顾日常急救及重大活动保障、灾害救援。

上海市智慧急救调度指挥中心如图 3-53 所示。上海智慧急救调度一机三屏工作站如图 3-54 所示。上海智慧急救 120 云调度依托上海市政务云、5G 专网、政务网覆盖全市的统一受理、统一调度云系统,实现:

● 基于大数据深度学习的辅助调度:利用 5G 技术实现院前急救资源的动态调配。根据呼救信息、城市道路交通运行状态规划调度任务,合理部署院前急救资源,确保急救服务可及性,减少急救资源浪费。

● 基于急救资源动态的预警调度:利用救护车任务路径规划和道路交通运行状态,测算救护车任务运行时长,预判区域内急救资源运行动态及可能出现的急救资源空白期。如发现某区域内将出现较长时间的可用急救资源断档期,则给出报警提示,通过智能算法辅助调度人员调配其他待命或备用车辆。利用地理信息系统将救护车实时定位的经纬度转换为地理图形显示,供调度员浏览、操作和分析显示结果。

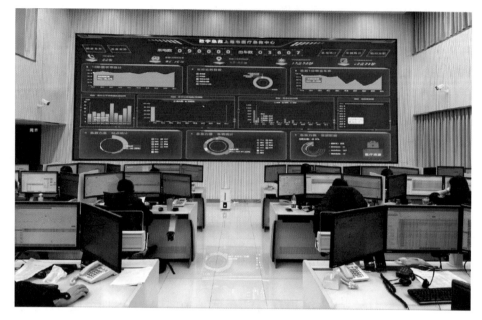

▲ 图 3-53　上海市智慧急救调度指挥中心

（4）应用平台 2　院前院内协同救治平台

❶ 关注痛点：急救医师"单兵作战"，病例信息获取、到院交接效率低，易出错。

❷ 解决方案：上海市地方标准《监护型救护车配置规范》基于 4G 技术，拟利用 5G 技术升级现有监护型救护车，并拓展至新生儿专用转运救护车、负压救护车等。

上海市医疗急救中心试点完成了与多家医院的院前院内信息互联互通，可采集急救患者基本信息、患者病史等数据项，集成院前各类评分量表、送院选择等功能。拟利用 5G 等技术升级现有救治模式。

❸ 预期收益：急救车快速获取患者既往病史病历，院前院内协同救治，到院无纸化交接，提高院前救治效果和效率。

❹ 上海智慧急救×上海市第六人民医院实践：上海市医疗急救中心院前

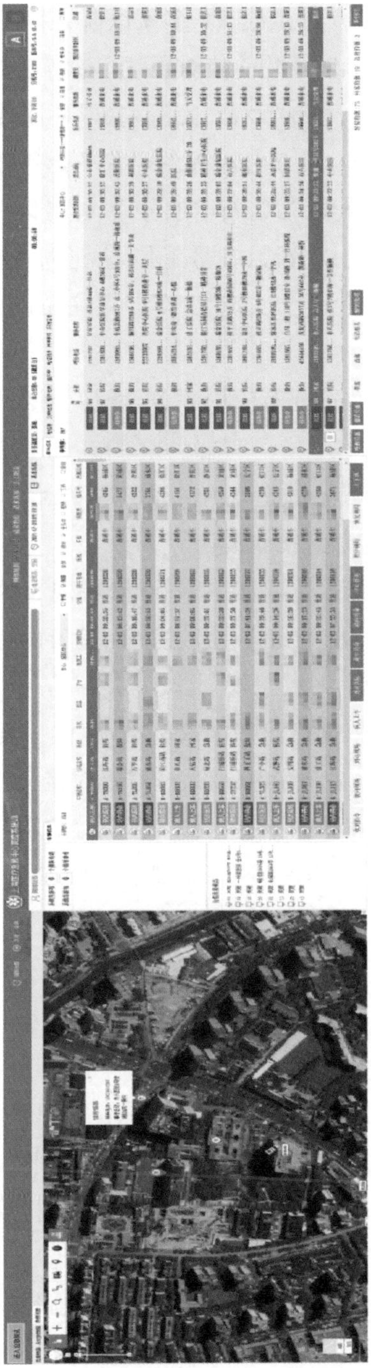

▲ 图 3 – 54 上海智慧急救调度一机三屏工作站

院内协同救治平台于 2021 年 6 月上线,70 多家医院入网工作,已经实现院前急救信息共享、远程医疗协助,以及院前院内视频会诊等功能。

上海市医疗急救中心与上海市第六人民医院(以下简称六院)等相关单位经过多次协商沟通,确定试点。试点内容将在现有平台基础之上,利用已有的信息通道以及院前患者信息采集方式,新增加分诊、挂号以及腕带打印流程,最终实现患者在救护车上完成院内分诊、挂号工作,并通过腕带打印设备将院内腕带信息打印出并佩戴在患者手上,实现"上车即入院"的建设目标。创新试点实践建设内容包括:

- 应用服务改造。改造现有应用服务,增加分诊、挂号以及腕带打印等业务支撑服务。
- 移动终端 App 改造。改造现有移动终端 App,调整详报界面,增加分诊数据采集模块、挂号信息接收模块等。
- 统一数据标准。依据行业和国家标准,将现有的院前急救信息、协同救治信息、院内资源信息等归集,提供完整、完善的标准数据,以便实现全市院前院内信息共享。
- 统一数据接口。依据行业和国家标准,建设一套稳定、完善的统一数据接口,以便实现全市院前院内分诊、挂号等对接。
- 腕带打印模块。在救护车上建设一套完善的腕带自动打印设备,在挂号完成后用于接收并打印院内腕带信息。此腕带信息为院内患者唯一标识,亦是患者的入院证明。

具体业务流程规划如图 3 - 55 所示。

(5) 应用平台 3　医保实时结算平台

❶ 关注痛点:病人、家属用车后需前往线下医保窗口奔波报销。

❷ 解决方案:成立医保办公室,建立医保实时结算平台,建立医保经费管理制度,建立和改造多项药品、耗材管理制度与流程。同时试点车上实时结算等相关服务。

❸ 预期收益:实时结算,尽可能减少到院后的相关服务手续,提升体验。

❹ 上海智慧急救实践:根据上海市医疗保险事业管理中心要求,成立了上

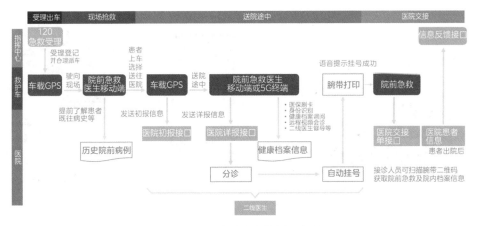

▲ 图 3-55　院前院内协同业务流程

海市医疗急救中心医保工作领导小组,负责中心医保工作规范的设计和运行。领导小组下设医保办公室及监督小组。医保办公室围绕中心医保,负责建立及完善相关制度,组织开展医保相关工作。监督小组负责监督医保制度的建立与执行情况,执行内部督查检查。整个项目日常由领导小组协同通信部(系统开发升级及维护)、财务部(医保结算及对账)、科教部(培训及医师 ID 管理)和装备部(药品、耗材采购和出入库)共同运营。

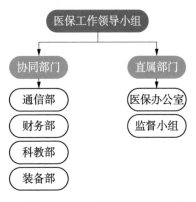

▲ 图 3-56　上海市医疗急救中心医保工作组织架构

　　上海市医疗急救中心医保工作组织架构如图 3-56 所示。智慧急救医保实时结算平台应用场景如图 3-57 所示。

(6) 应用平台 4　院前急救大数据中心

❶ 关注痛点:市级、各区级院前急救平台独立运行,数据对接困难,无法统一调度。

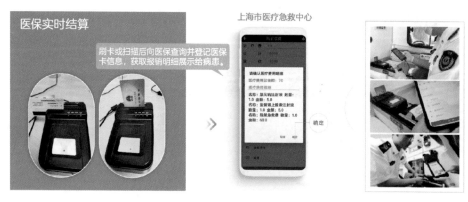

▲ 图 3-57　智慧急救医保实时结算平台应用场景图

❷ 解决方案:统一数据、统一管理、统一受理,提高品质和效率。

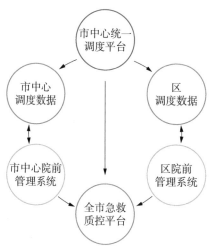

▲ 图 3-58　上海全市院前急救大数据
中心功能模块及平台架构

❸ 预期收益:统一规划、管理全市院前急救数据采集、数据存储、数据统计、数据展示、数据共享、质量控制等。

❹ 上海智慧急救实践:上海全市院前急救大数据中心功能模块及平台架构如图 3-58 所示。

● 调度数据:全部直接从市中心统一调度平台获取;

● 业务数据:市 120 和区 120 院前管理系统依据标准上报接口做数据对接工作;

● 质量控制:全市急救质控平台实时管理院前急救质控信息,并提供大屏展示平台,如图 3-59 所示;

● 统计分析:系统具备各种统计查询、信息筛选、数据导出功能;

● 数据共享:统一管理与外单位及部门的信息共享。

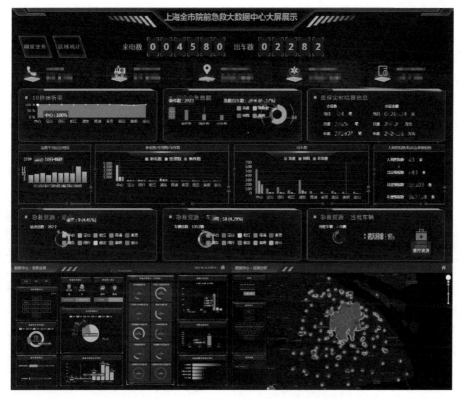

▲ 图 3 - 59　上海市院前急救大数据中心大屏展示

● 5. HDT4 集成交付

　　上海智慧急救于 2021 年初开始建设,分步推进、层层落地,专注 5G＋应急救治。由上海市医疗急救中心牵头,协同系统集成开发公司、5G 运营服务商、特种汽车生产企业、医疗机构、通信设备和医疗设备企业、上海市卫生健康信息中心等联合协作,对平台、应用、车辆改造等进行集成交付。智慧急救基于新技术、新手段,为院前院内协同救治效率的提升提供信息化技术支持,为提升危急重症的现场处置能力提供技术保障。上海市智慧急救项目一体化交付组织架构如图 3 - 60 所示。

　　项目实施涵盖网络基础建设、核心功能模块和急救能力建设。

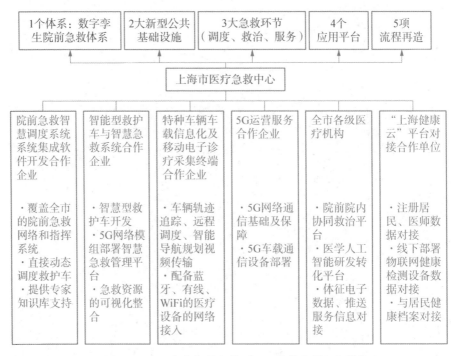

| 1个体系：数字孪生院前急救体系 | 2大新型公共基础设施 | 3大急救环节（调度、救治、服务） | 4个应用平台 | 5项流程再造 |

上海市医疗急救中心

| 院前急救智慧调度系统系统集成软件开发合作企业 | 智能型救护车与智慧急救系统合作企业 | 特种车辆车载信息化及移动电子诊疗采集终端合作企业 | 5G运营服务合作企业 | 全市各级医疗机构 | "上海健康云"平台对接合作单位 |

| ·覆盖全市的院前急救网络和指挥系统
·直接动态调度救护车
·提供专家知识库支持 | ·智慧型救护车开发
·5G网络模组部署智慧急救管理平台
·急救资源的可视化整合 | ·车辆轨迹追踪、远程调度、智能导航规划视频传输
·配备蓝牙、有线、WiFi的医疗设备的网络接入 | ·5G网络通信基础及保障
·5G车载通信设备部署 | ·院前院内协同救治平台
·医学人工智能研发转化平台
·体征电子数据、推送服务信息对接 | ·注册居民、医师数据对接
·线下部署物联网健康检测设备数据对接
·与居民健康档案对接 |

▲ 图 3 - 60   上海市智慧急救项目一体化交付组织构架

(1) 网络基础设施

利用边缘计算、5G 切片技术，从最近的 5G 基站切片出一个虚拟的专用网络，迅速组建一个 5G 院前急救虚拟化专用网络，提高移动状态下数据传输速度。

(2) 核心功能模块

❶ 智慧调度：基于大数据深度学习的辅助调度，基于急救力量安排的预警和调度系统，通过政务云与公安交管部门联动。

❷ 智慧救护车：基于车载自动诊断系统（OBD）采集信息、车载担架 RFID 定位、车辆设备完备性监测、车载设备升级（心电监护、B 超、POCT 等），通过 5G 用户终端设备（CPE），构建智慧救护车。

❸ 智慧救治：病情分级，利用音视频会议技术实现与院内多学科专家会诊，通过院前院内信息和医学影像传输提升救治效率。

❹ 智慧救援：借鉴疫情防控经验，完善突发事件上报系统，探索突发事件区域信息推送。

❺ 智慧教学：建立针对调度员、一线急救人员培训考核体系，建立虚拟实景教学，并实现远程质控。

❻ 智慧管理：基于大数据深度学习的统计分析开展质量控制考核等。

(3) 分别针对患者、医院、公众和政府加强急救能力

❶ 针对患者：拓展呼救途径，提升自救呼救能力，提升整体救治效果，实现便捷就医。

❷ 针对医院：实现院前院内救治体系融合、院内救治流程再造、优质急救资源精准动员。

❸ 针对公众：加大急救知识普及覆盖，加强多灾种突发事件紧急处置能力。

❹ 针对政府：推动服务一网统管数字转型，提升应急救援、大型活动保障能力。

智慧急救项目建设进度如图 3－61 所示。

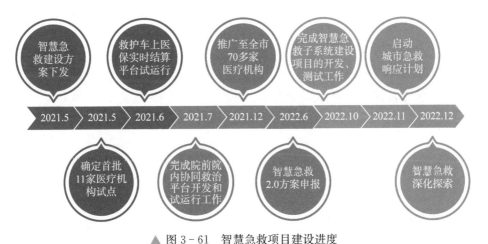

▲ 图 3－61　智慧急救项目建设进度

6. HDT5 运行迭代
智慧急救 2.0

上海智慧急救 1.0 实施投运后,取得良好成效和反馈。2021 年,上海市对所有一线急救车辆完成适应性改造,48 辆 5G 负压救护车投入一线使用。院前院内信息共享平台已覆盖全部设有急诊的医疗机构。2023 年,平台传送信息 37 万余次,完成院前院内电子交接 9 万余次,发起视频会诊 500 多次。

面对快速增长的业务需求及疫情防控的巨大挑战,上海市医疗急救中心实现了呼叫接听率与服务满足率"双一百",全市急救平均反应时间保持在 12 分钟以内,市民满意度提高到了 98%。

2022 年,上海市启动了智慧急救 2.0 版建设,以数字化转型为强劲引擎,强化院前院内信息共享、标准化服务的能力;启动城市急救志愿者响应计划,探索院前急救与社会急救有效衔接、有机融合,加快提升医疗急救服务水平。

在 1.0、2.0 的基础上,上海智慧急救将不断迭代,作为智慧医院的社会延伸,从面向患者、面向医院、面向社会和面向政府四个维度不断完善。

(1) 面向患者

❶ 电话呼救;
❷ 基于健康云、随身伴、App 的一键呼救;
❸ 急救现场可视化;
❹ 急救呼叫定位;
❺ 建立首接责任制、指导流程。

(2) 面向医院

❶ 生命体征传输;
❷ 目标医院精准选择;
❸ 院前院内电子交接;
❹ 增加院前院内协同试点。

(3) 面向社会

❶ 5G 通信指挥车;

❷ 突发事件现场;

❸ 突发事件区域信息推送;

❹ 特殊技能储备。

(4) 面向政府

❶ 拓展相关部门联动;

❷ 服务于"一网通办""一网通管";

❸ 服务于城市数字化转型;

❹ 应用拓展。

● **7. 上海市医疗急救中心智慧急救场景 HEST 四维评价总结**

上海市医疗急救中心智慧急救场景 HEST 四维评价总结见表 3-12。

表 3-12 上海市医疗急救中心智慧急救场景 **HEST** 四维评价

面向对象	人本哲学 (Humanistic)	经济学 (Economical)	社会学 (Social)	工程学 (Technological)
面向病患	上海市智慧急救通过健康档案调阅、医保实时结算、无纸化电子交接等手段,逐步实施"上车即入院",提高患者满意度	在急救过程中,面对病患和医护,不以经济性为主要考量	智慧急救在日常急救、突发事件医疗救援过程中,为病患赢得更多的生存机会,并将损伤降至最低	急救过程中,患者多为被动接受救治
面向医护	通过院前院内协同救治平台,解决急救医师单兵作战、病例信息获取慢、到院交接易出错等问题		作为智慧医院的社会延伸,智慧急救承担着日常急救、应急响应、重大活动保障等社会责任	结合项目软硬件开发,形成了上海地方标准《监护型救护车配置规范》,并入选上海市首批 10 个"上海标准"

（续表）

面向对象	人本哲学 （Humanistic）	经济学 （Economical）	社会学 （Social）	工程学 （Technological）
面向管理	通过 120 云调度合理安排资源,并衡量 10 秒接听率、急救 2 分钟出车率、急救平均反应时间、急救平均周转时间、急救 12 分钟到达率等关键指标,保证反应的及时性	通过 120 云调度合理管理资源,平衡资源投入、排班及急救效率	上海市智慧急救提出的一个智慧急救数字化转型场景、两个大型公共基础设施、三大急救环节、四个平台,具有推广和指导意义,已成功实施并不断迭代	上海市智慧急救项采用了大量 5G、数字化、音视频、移动 App 等技术,并与运营服务商、系统集成商一起,共同开发了模块化平台

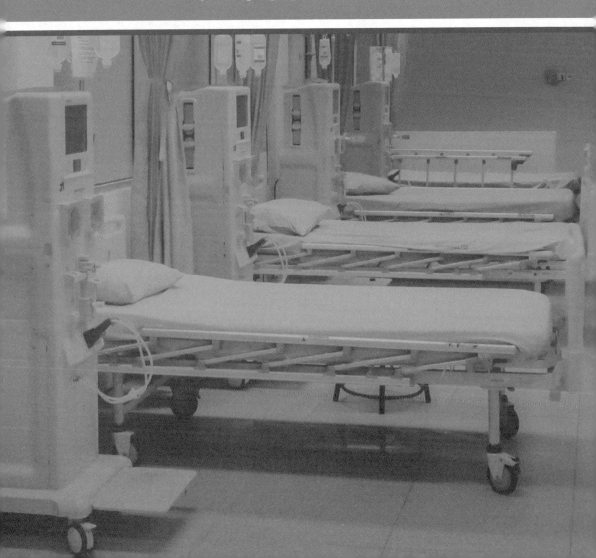

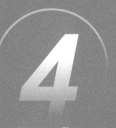

4

聚合：
大平台建设典型实践

4.1 运营指挥大平台——上海市第一人民医院

● **1. 项目背景**

上海市第一人民医院创立于 1864 年,是我国历史最悠久的医疗机构之一。经过多次更名和发展,如今成为上海交通大学医学院附属第一人民医院(以下简称一院)。医院占地约 453.8 亩,分设虹口和松江两部,共有 1 820 张核定床位。医院设有 118 个临床三级学科和医技学科,门急诊量达 422.82 万人次,住院 10.09 万人次,住院手术 6.57 万人次,四级手术率为 29.48%,微创手术率为 21.56%,平均住院天数为 6.27 天,各项指标均位于上海市领先水平。医院始终保持均次费用处于同级同类医院的平均水平,为患者提供高质量、高效率的医疗服务。

通过系统化决策支持、规范化质量控制、闭环工作流程、集约化资源管理和标准化数据指标等五项机制的优化,医院后勤运行保障体系实现了从被动应对到主动预判,从粗放支出到精准投入,从局部改进到系统谋划的三个转型。

一院的医院后勤管理引领了诸多创新理念,如医院后勤管理 4.0 时代、后勤运行评价指标、数据驱动理念、数据标杆理念、标准工时理念、预管理理念等;建立了适应现代医院管理发展、理论与实践相结合的后勤管理专业人才培养体系。运营指挥中心在其中发挥了重大作用,其建设过程也沉淀了很多可供行业参考的模式。

● **2. HDT1 诊断对标**

当今国内外医院中,各类集成平台并不罕见,运维管理范围包括医院设备、财务、物资、总务、基建、医患服务、后勤保障等诸多方面。在诊断对标阶段,选取国内外最佳实践、规范与评价体系,进行了分析对比。

(1) 国际案例对标

如何与时俱进,搭建一个兼顾医院日常运维、总揽全局应急指挥、具备可评价指标、可迭代空间的指挥中心,是众多医院与合作伙伴正在探索的方向。在全球范围内,北美多家医院打造的运营指挥中心极具代表性,其核心主张主要包括以下几个方面:

❶ 实时监测和分析:集成多个数据源,包括医疗设备、患者数据、人员资源等,实时监测和分析数据,提供医疗机构运营的全面视图。及时发现问题和异常,帮助医疗机构做出快速的决策和调整。

❷ 预测和优化:基于大数据分析和人工智能技术,预测患者需求、设备故障等情况,帮助医疗机构提前做好准备和优化资源配置。通过优化,可以提高医疗机构的效率和质量,减少资源浪费。

❸ 个性化护理和安全性:分析患者数据,提供个性化的护理建议和预测,帮助医疗机构提供更好的患者护理;同时,还可以监测患者安全,提供实时警报和预警,减少护理风险和错误。

美国约翰·霍普金斯医院指挥中心便是这样一个经典的应用案例。该项目于2016年启动,通过实时数据分析和先进的预测建模,实现了以下三个特点和效果:

❶ 提供了医院内各类实时信息的可视化仪表板,帮助工作人员分析床位占用、手术室日程和急诊科容量等,及时做出决策。

❷ 通过不同团队的协作和沟通,如提供交通服务、调度直升机和救护车,成功跟踪患者的记录和进展,实现患者床位的优化协调安排。

❸ 在COVID-19疫情期间,指挥中心利用实时数据和预测建模,为决策提供了关于病毒趋势、人员配置和COVID-19专用区域的信息,有效应对了病情传播、患者过多和防护装备短缺等挑战。

总之,约翰·霍普金斯医院指挥中心通过实时分析,运用预测模型,优化了医院的运营效率,提高了患者就诊的质量和安全性。指挥中心实景如图3-19所示。

(2) 探寻探究约翰·霍普金斯医院的建设模式

以下几点对于指挥中心建设极具参考价值。

❶ 确定目标并组建团队:确定需要指挥中心解决的问题、提供的价值,这些将有助于指导后续的规划和实施。建立一个专门的团队来负责指挥中心的规

划和实施,团队应该包括各相关部门代表,如基建、后勤、保卫、信息、总务、院感、科室等。

❷ 收集数据并设计工作流程:收集和整理与指挥中心相关的数据和信息,包括实时数据、历史数据、工作流程、部门间的沟通方式等。根据收集到的数据和信息,设计指挥中心的工作流程,确定各个团队和部门间的协作方式,明确任务分工和责任。

❸ 确认技术架构、实施步骤:选择适合的系统平台来支持指挥中心的运作(楼宇管理平台、应急指挥平台、临床数据平台)以及实施路径(例如结合新建建筑,搭建框架或在既有建筑升级改造过程中逐步并入),确保选择的工具能够满足需求,并具备可实施性。

❹ 建立物理空间并部署实施:为指挥中心创建一个物理空间,容纳相关团队成员,并提供必要的设备和工具,如电脑、大屏、会议室等,配合项目进展,完成技术系统与平台的部署实施。

❺ 培训推广并持续改进:培训指挥中心的团队成员,确保其熟悉工作流程和技术工具;向整个组织宣传和推广指挥中心的价值和作用。初步部署只是开始,持续改进才是关键,必须建立评价指标并定期评估运作效果,收集反馈意见,根据需要调整和改进。

(3) 规范与评价体系对标

一院的管理层还开展了广泛的标准和指标系统对标工作,以建立科学和全面的评价。在综合考虑全国医院质量监测系统 HQMS、公立医院绩效考核、上海申康综合绩效管理(2022)、三级医院等级评审等众多技术规范与管理标准后,筛选出适用的 473 条规范标准,初拟 35 个维度 5 个层次的 185 个指标,主要分为门诊、住院、医保、绩效考核、医疗质量、运行效率、持续发展、满意度、管理效率、资产运营、诊疗难度、社会满意度、资源配置运行数据、重点专业质量控制、医疗服务等。这一细致的指标体系为后续医院后勤评价提供了科学基础,有助于全面了解医院运行状况,实现科学管理和精细运营,如图 4-1 所示。

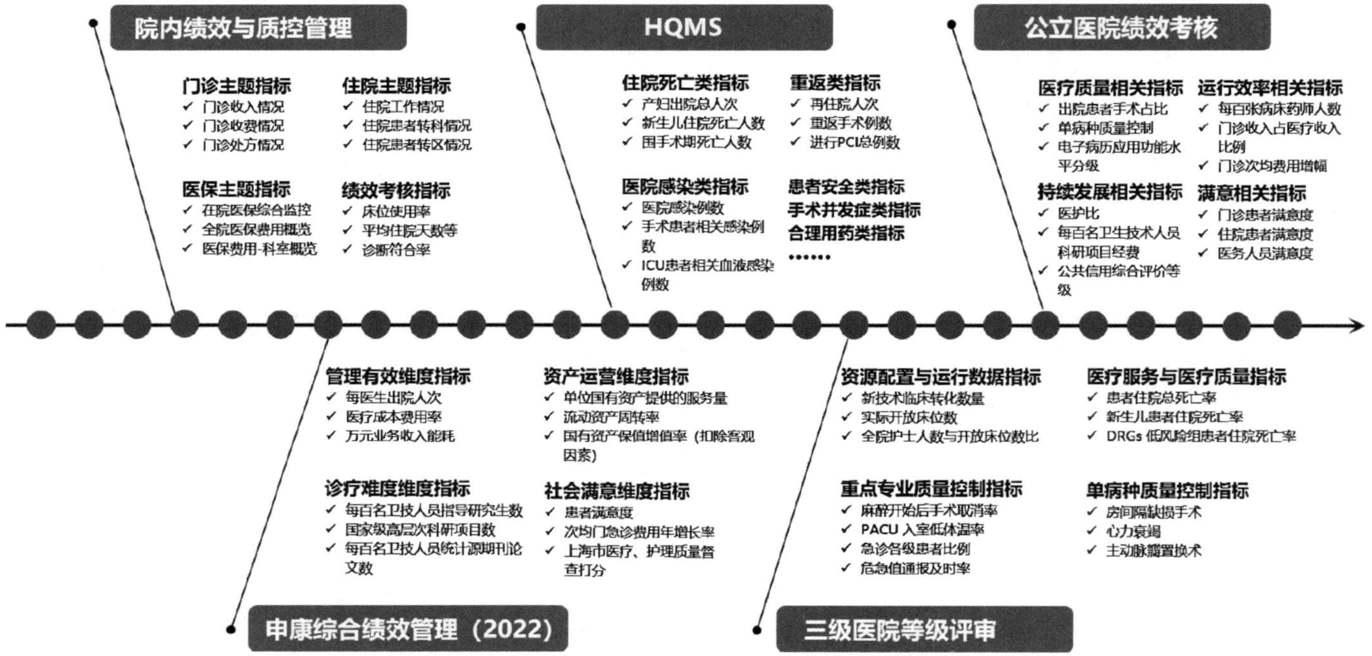

院内绩效与质控管理

门诊主题指标
- 门诊收入情况
- 门诊费用情况
- 门诊处方情况

医保主题指标
- 住院医保综合监控
- 全院医保费用情况
- 医保费用/科主要概况

住院主题指标
- 住院工作情况
- 住院患者转科情况
- 住院患者转区情况

绩效考核指标
- 床位效用率
- 平均住院日天数
- 诊断符合率

HQMS

住院死亡类指标
- 产妇出院人次
- 新生儿住院死亡人数
- 围手术期死亡人数

医院感染类指标
- 医院感染例数
- 手术患者相关感染例数
- ICU患者相关血流感染例数

重返类指标
- 再住院人次
- 重返手术例数
- 进行PCI6分钟数

患者安全类指标
- 手术并发症类指标
- 合理用药类指标
- ······

公立医院绩效考核

医疗质量相关指标
- 出院患者手术占比
- 单病种质量控制
- 电子病历应用功能水平分级

运行效率相关指标
- 每百张病床列医师人数
- 门诊收入占医疗收入比例
- 门诊次均费用增幅

持续发展相关指标
- 医护比
- 每百名卫生技术人员科研项目经费
- 公共信用综合评价等级

满意度相关指标
- 门诊患者满意度
- 住院患者满意度
- 医务人员满意度

申康综合绩效管理（2022）

管理有效维度指标
- 每百出院人次
- 医疗成本费用率
- 万元业务收入能耗

资产运营维度指标
- 中位有/资产提供的服务量
- 流动资产周转率
- 固有资产保值增值率（扣除客观因素）

诊疗维度指标
- 每百名卫生人员参与导/科研立项数
- 国家级高质量科研项目数
- 每百名卫生人员统计源期刊论文数

社会满意维度指标
- 患者满意度
- 次均门诊费用年增长率
- 上海市医疗、护理质量省查分

三级医院等级评审

资源配置与运行数据指标
- 实际开放床位数
- 全院职工人数与开放床位数比

重点专业质量控制指标
- 麻醉开始后手术切口例数
- PACU入室低体温率
- 急诊急级患者比例
- 危急值通报及时率

医疗服务与医疗质量指标
- 患者住院总死亡率
- 新生儿患者死亡率
- DRGs 低风险组患者住院死亡率

单病种质量控制指标
- 房间间隔缺损手术
- 心力衰竭
- 主动脉瘤微创术

▲ 图 4 - 1 一院后勤评价标准对标分类

● **3. HDT2需求定义**

　　一院后勤运维面临的挑战包括设备和系统厂家众多、特性复杂管理不一，日常运维管理多以固定计划和被动响应为主，缺乏优化依据，运营成本控制粗放、效率低下等。建立统一的运营指挥平台有助于解决这些挑战，但往往面临厂家各自为政、功能规划服务于各自商业利益等问题。为此，在运营指挥平台规划初期就组建了"医工技术天团"，尽可能屏蔽团队的商业经济干扰和学术干扰，站在医院运营的角度，从多个技术领域开展需求分析和架构规划。

　　医工技术天团在行业及规范对标的基础上，共同为一院运营指挥平台制订了"一统全局、双向奔赴、三大飞跃、四个基石、五项准备"的框架体系，如图4-2所示。

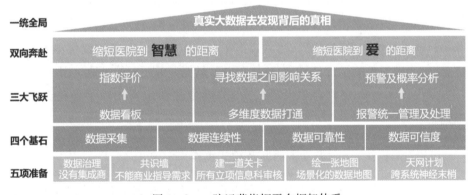

▲ 图4-2　一院运营指挥平台框架体系

　　❶ 一统全局：运营指挥平台建设的最终目标是打通系统之间的数据壁垒，建立真正的大数据平台，通过数据分析去发现各种现象背后的根本原因和逻辑，实现一个平台统管全局。

　　❷ 双向奔赴：智慧医院是一个不断发展的概念。平台运用大数据实现后勤管理智慧化，完成从被动应对到主动预判、从粗放支出到精准投入、从局部改进到系统谋划的三个转型；此外，数据的力量还可以帮助医护人员洞悉病患需求，并有更多精力关怀病人，让诊疗工作更有"温度"，缩短医院到爱的

距离。

❸ 三大飞跃：要实现双向奔赴，大数据平台需要完成从简单数据看板到系统化指数评价指标，从单纯数据打通到统计分析发现数据之间关系，从统一报警及处理到预警及概率分析三个层次的飞跃。

❹ 四个基石：大数据发挥作用的关键是数据质量。保证数据质量需要从数据采集，保证数据的连续性、可靠性和可信度四个方面建立平台体系和保障机制。

❺ 五项准备：运营指挥平台建设不仅是技术问题，还涉及众多组织、流程、利益方面的障碍。为此，一院在平台规划初期就开展了五项基础保障准备工作。

● **4. HDT3和方案设计和HDT4集成交付**　　▶

运营指挥平台要成功发挥作用，其方案设计和集成交付不仅需要针对对应的技术架构，更需要包含后勤团队整合、业务逻辑重构、技术支持体系前期准备及运行质量评价体系建立等。运营指挥平台的方案设计和集成交付本就是一体，交付不是简单的平台交付，而是整个平台赋能业务逻辑的落地。因此，本章将方案设计和集成交付合并，按照三个关键步骤和运营指挥平台最终呈现描述。

(1) **关键步骤1　后勤管理团队及模式重构**

❶ 关注痛点：在传统模式下，后勤工作及外包人员普遍学历较低，工作模式以管理对象为中心向外辐射，存在各管一块，难以适应新技术应用和平台化融合的问题，导致新技术即使落地也无法很好地得到应用，难以取得成效。

❷ 解决方案：在建立平台之前，首先重构后勤管理模式，建立适应数字化管理的目标导向的业务流程；通过人才培养和团队协作，提高后勤工作人员数字化适应性和应用能力；以数据为中心，制订外包服务人员考核机制，用流程、数据提高管理效率。

❸ 一院实践：

● 后勤管理模式重构：传统后勤管理以管理对象为中心向外辐射，例如整体预算管理涵盖了医疗设备管理、资产管理、工程管理、通用设备管理、物业服务管理、消防治安管理等不同模块,每个模块又有相应子模块。各模块往往单独建设,即使最终通过数据集成打通,内部数据格式、含义以及业务逻辑仍然难以协同。为适应一统全局的数字化管理,新的模式底层逻辑应以管理目标为导向,以数据为支撑。一院确立了安全、成本和效率三个管理目标铁三角,通过质量评价、日常运维和应急联动予以保障。所有的子模块运行保障、资产管理、现场调度、风险预测、行业评价等都在统一数据链路和功能的支撑下,服务于管理目标。而传统管理模块只是构建在底层逻辑上的不同应用,从而保证整个系统底层逻辑和引擎的一致性。一院后勤管理模式重构如图 4-3 所示。

- 人才培养和团队协作:一院高度重视人才培养和团队协作。由医院核心技术人员组建了**医工技术天团**,包括程序开发、技术分析、硬件安全、模型设计、UI 设计、医疗设备、后勤运维、技防消防、工程建设、经济运行等跨专业技术工种。医工技术天团对院领导直接负责,这不仅有利于打破技术壁垒、提升技术人员院内地位,也为技术人员体系建立和培养奠定了基础。在外包人员协作方面,医院制定了 8 类工种外包服务人员的职衔制。以数据为依据,根据不同工种特点设计多方位(部门测评、管理测评、实操考核、关键事件影响等)的月度考核评定方式(内容、标准、形式等),解决了绩效考核难以量化的难题。这一做法不仅促进了团队成员的专业技能,也增强了跨部门之间的沟通和合作,如图 4-4 所示。

(2) 关键步骤 2　平台搭建和数据治理的五项准备

❶ 关注痛点:众多平台建设失败的原因不在于技术,而在于集成商与使用者之间的立场、认识差异,各单位的工作融合流程,以及厂商、网络的人为壁垒等。

❷ 解决方案:在实施平台建设和数据治理前,在院内组建医工技术天团,打破技术壁垒,并与所有供应商、科室单位达成共识,制订数据、网络和流程规划地图,搭建顶层架构。

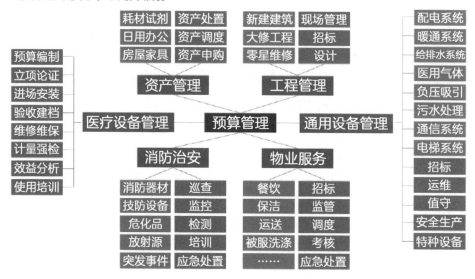

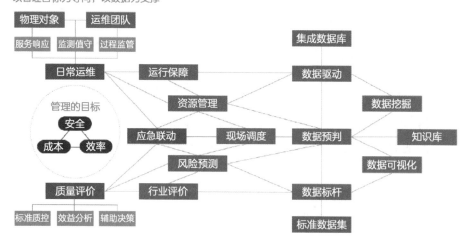

▲ 图 4-3 一院后勤管理模式重构

一图读懂 · 后勤保障日常工作流程

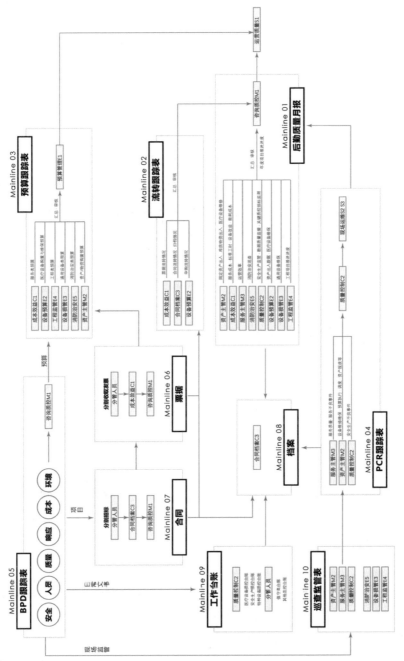

▲图 4 - 4 后勤保障日常工作流程

❸ 一院实践：在实施平台搭建和数据治理前，经过不断探索，提出了五项必要的准备工作。

● **正本** 组建跨领域团队：平台搭建和数据治理不能单纯依靠集成商，应由包括程序开发、技术分析、硬件安全、模型设计、UI设计、医疗设备、后勤运维、技防消防、工程建设、经济运行等跨领域技术人员组成的医工技术天团直接向院领导负责。医工技术天团确保了各领域技术人员在开放的环境中进行需求探讨、方案设计和实施交付，并对最终运营效果负责。

● **守正** 确立技术共识与方向：不能由商业指导需求。在平台搭建和数据治理过程中，建立了明确的共识墙，如图4-5所示，突出医院后勤运维的真谛，承认医院管理的复杂性，区分工具与智慧、数据与价值、技术可行性与最终效益等，明确所有的工具、数据和技术都是服务于医院的真实管理需求，而非追求所谓的智慧、技术先进或商业和学术价值。

● **清源** 建立全面的数据治理关卡：为在源头确保数据质量，在包括医疗设备立项、信息立项、新建建筑与大修项目立项、外包服务商准入等环节设立数据治理关卡，如图4-6所示，统一由信息科对包括接口、信息孤

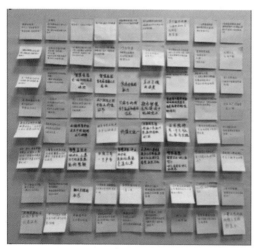

▲ 图4-5 平台建设与数据治理共识墙

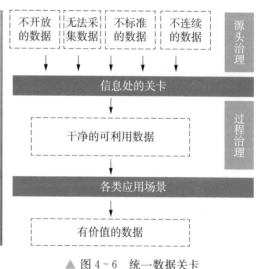

▲ 图4-6 统一数据关卡

岛、数据质控和数据采集等进行审核把关。从源头开始,强调标准与质控的重要性,确保数据的准确性和可信度。

- **摸底** 明确数据的应用和来源:绘制场景化的数据地图,包括自上而下的预期应用(指标体系、应急联动、运行指挥)和自下而上的原始数据(包括设备运行产生的数据和管理行为产生的数据,同时考虑智能化物联设备可采集的数据和不可自动采集的数据),如图 4 - 7 所示。这有助于全面理解医院运营的数据需求,确保数据的全面性和完整性。

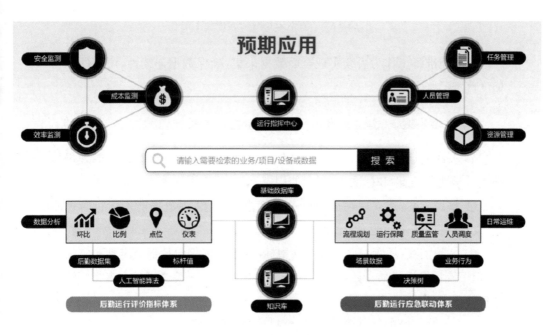

▲ 图 4 - 7 场景化数据地图

- **汇聚** 建立全面的数据采集网络:通过天网计划实现每一个传感器、摄像头、机器人,乃至工作人员等终端数据的跨系统共享,构成数据采集网络的神经末梢,如图 4 - 8 所示。这确保了数据采集的全面性,为数据治理和分析提供强有力支撑。

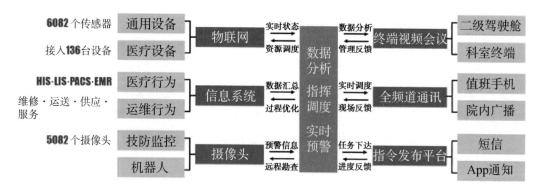

▲ 图 4-8　数据采集网络的神经末梢

　　这五项准备工作为后续实现全面数据采集,确保数据连续性、可靠性和可信度奠定了坚实基础。

　　(3) 关键步骤3　建立后勤运行质量评价指标体系

　　❶ 关注痛点:尽管建立了平台和专业后勤管理团队,但医院运营管理仍然缺乏科学性、全面性和标准化,平台使用率不高,管理水平人为因素较大。

　　❷ 解决方案:建立后勤运行质量评价指标体系,用数据衡量运行管理质量,发现问题,解决问题,指导日常工作行为。

　　❸ 一院实践:尽管一些绩效考核指标、等级评审等包括部分定性和定量指标,但医院后勤运行质量始终缺少权威的客观评价。一院尝试建立多指标综合评价体系,以实现:

- 将繁杂的数据简单化,完整描述当前的质量状态;
- 能够显示隐藏的线索,研判事件的发展演化态势;
- 将模糊的概念具象化,挖掘质量背后的逻辑关联。

　　参照400多个涉及后勤与设备的国内外行业规范,充分考虑国内公立医院实情,参考权威和专家共识,如表4-1所示,总结出了五个维度三个层次的185个指标体系。

表 4-1 多指标综合评价体系

静态数据

指标级别	指标名称
一级指标	医院占地面积
二级指标	容积率
二级指标	绿化率
一级指标	资产总建筑面积
二级指标	帯产分用途总面积
三级指标	各楼宇(楼层)面积
三级指标	各楼宇(楼层)分类面积
一级指标	资产总价值
二级指标	资产分楼宇价值
二级指标	资产分类价值
一级指标	通用设备价值
二级指标	通用设备分类数量
三级指标	通用设备基础信息
一级指标	通用设备价值
二级指标	通用设备分类价值
一级指标	医疗设备分价值数量分布
二级指标	医疗设备基础信息
三级指标	医疗设备价值
二级指标	医疗设备分类价值
一级指标	安全设施数量
二级指标	安全设施分类数量
三级指标	安全设施基础信息
一级指标	安全设施价值
二级指标	安全设施分类价值
一级指标	后勤人员数量
二级指标	后勤外包人员数量
三级指标	后勤各类外包人员数量
三级指标	各类外包人员平均年龄
三级指标	外包人员一定职称以上占比
三级指标	外包人员持证上岗比例
二级指标	后勤内部人员数量
三级指标	后勤内部人员平均年龄
三级指标	后勤内部人员一定职称以上占比
一级指标	供应商数量
二级指标	供应商分类数量
三级指标	供应商基础信息
三级指标	供应商合作信息

质量指数

指标级别	指标名称
一级指标	运送服务质量得分率
二级指标	运送差错率
二级指标	运送投诉次数
二级指标	运送设备完好率
一级指标	通用设备维保质量得分率
二级指标	通用设备返修率
二级指标	通用设备宕机率
二级指标	通用设备维修计划执行率
三级指标	通用设备运行异常数据比例
一级指标	设施维修质量得分率
二级指标	巡查设施损坏发现次数
一级指标	医疗设备维保质量得分
二级指标	医疗设备返修率
二级指标	医疗设备宕机率
二级指标	医疗设备维修计划执行率
三级指标	通用设备运行异常数据比例
一级指标	在库物资资金占用金额
二级指标	呆滞库存金额比例
二级指标	紧急采购物资金额占比
一级指标	物资未到期报废金额
二级指标	物资存放损耗率
二级指标	被服清洗合格率
二级指标	被服平均报废洗涤次数

效率指数

指标级别	指标名称
一级指标	运送服务及时完成率
二级指标	周期内人均运送服务完成量
三级指标	周期内分类运送量
二级指标	平均运送服务周期
三级指标	分类运送平均周期
二级指标	运送超期累计周期
三级指标	超期运送平均延误时间
三级指标	周期内超期运送次数
一级指标	单位综合服务量运送人员数量
一级指标	自动化设备覆盖率
二级指标	周期内自动化运送量
三级指标	周期内单台自动运送设备运送量
三级指标	周期运送总距离
一级指标	报修处理及时率
二级指标	报修响应及时率
三级指标	2小时响应占比
二级指标	人均维修数量(工时)
一级指标	平均修理周期
二级指标	分类修理周期

成本指数

指标级别	指标名称	指标级别	指标名称
一级指标	万元收益能耗占比	一级指标	万元收益物业服务成本占比
二级指标	单位建筑面积能耗费用	二级指标	后勤总成本物业服务占比
三级指标	单位面积电费	三级指标	物业服务人员成本占比
三级指标	单位面积水费	三级指标	单位面积物业服务成本
三级指标	单位面积天然气费	三级指标	每万平方米物业服务人员数
二级指标	单位综合服务量能耗费用	三级指标	每万平方米物业服务人员月度成本
三级指标	单位综合服务量电费	二级指标	单位综合服务量后勤人力成本
三级指标	单位综合服务量水费	二级指标	贵重医疗设备平均资产回报率
三级指标	单位综合服务量天然气费	三级指标	分类医疗资产回报率
二级指标	后勤成本能耗占比	三级指标	大型设备单台资产回报率
三级指标	电费能耗占比	三级指标	小型设备单台资产回报率
三级指标	水费能耗占比	二级指标	分类医疗资产平均回本周期
三级指标	天然气费能耗占比	三级指标	大型设备单台回本周期
二级指标	能耗同比(环比)波动率	三级指标	小型设备单台回本周期
三级指标	电费能耗值	一级指标	万元收益后勤物资采购费用占比
三级指标	水费能耗值	二级指标	分类物资采购费用占比波动
三级指标	天然气能耗值	二级指标	万元收益后勤服务收益占比
一级指标	万元收益维修维保占比	三级指标	后勤服务护工服务收益占比波动
二级指标	万元通用设备维修维保占比	三级指标	后勤服务膳食服务收益占比波动
三级指标	通用设备维修费用		
三级指标	通用设备维保费用		
三级指标	单次设备维修平均费用		
二级指标	万元资产维修维保占比		
三级指标	资产设施维修费用		
三级指标	单次设施维修平均费用		
二级指标	万元医疗设备维修维保占比		
三级指标	医疗设备维修费用		
三级指标	医疗设备维保费用		

安全指数

指标级别	指标名称	指标级别	指标名称
一级指标	环境灾害发生次数	一级指标	安全防范管控达标率
二级指标	寒潮特定级别以上警报次数	二级指标	安全上报及时率
二级指标	高温特定级别以上警报次数	三级指标	安全巡检完成率
二级指标	大风特定级别以上警报次数	三级指标	安全巡查路线覆盖率
二级指标	暴雨特定级别以上警报次数	三级指标	安全巡检人员人均覆盖面积
二级指标	大雪特定级别以上警报次数	二级指标	安全培训覆盖率
二级指标	大雾特定级别以上警报次数	三级指标	年后勤人均安全培训次数
二级指标	干燥易燃特定级别以上警报次数	二级指标	安全设施完好覆盖率
二级指标	雷电特定级别以上警报次数	三级指标	每万平方米安全设施配比数比
二级指标	冰雹特定级别以上警报次数	三级指标	安全设施巡查问题发现数量
一级指标	安全事故发生加权次数	二级指标	安全设施维修执行率
二级指标	消防安全事故发生次数	三级指标	查见事件危险率
三级指标	消防安全重大事故发生次数	三级指标	安全问题改完成率
三级指标	消防安全一般事故发生次数	二级指标	周期内同类事件发生率
二级指标	消防安全事件发生次数	三级指标	突发事件处置效率
二级指标	治安安全事故发生加权次数	三级指标	火灾事件处置效率
三级指标	治安安全重大事故发生次数	三级指标	治安事件处置效率
三级指标	治安安全一般事故发生次数	三级指标	设备事故处置效率
二级指标	治安安全事件发生次数	三级指标	生产事故处置效率
二级指标	设备安全类告警发生加权次数	三级指标	自然灾害处置效率
三级指标	设备1级安全告警发生次数		
三级指标	设备2级安全告警发生次数		
三级指标	设备3级安全告警发生次数		
二级指标	食品安全事故发生加权次数		
三级指标	食品安全重大事故发生次数		
三级指标	食品安全一般事故发生次数		
二级指标	食品安全事件发生次数		
二级指标	医院泄密事件发生次数		
二级指标	医院重大事件加权次数		
二级指标	流线变更事件发生次数		
三级指标	修缮工程发生次数		
三级指标	大型设备进场发生次数		
三级指标	计划性停水、电、气次数		
三级指标	意外突发事件发生加权次数		
三级指标	重要设备故障次数		
三级指标	非计划停水、电、气次数		
三级指标	院内意外伤害事件次数		

五个维度为：

- 静态数据、质量指数、效率指数、成本指数和安全指数。其中,静态数据涵盖38个静态基础数据库,包括资产数据(建筑、设施设备)、成本数据(能耗、维修维保、服务、物资)、人员数据、知识库(维修策略、维保计划、设备资产档案、价格库、供应商库、应急预案)。

三个层次为：

- 三级指标是动态的、短期的数据,涵盖运行实施指标、技术参数、现场值守监管指标,如设备运行参数(压力、液位等)、重要事件记录(故障报警等)。

- 二级指标是周期性的、经过统计分析的数据,涵盖监督管理指标、运行质量指标,如设备运行月故障次数与维修率、库存周转率等。

- 一级指标是长期的、去规模化的数据,属于决策评价指标,如投入产出比、人均运营成本、单位面积能耗等。

经过这些梳理与系统建设,运营指挥平台已初步成形,其架构分为三层,可在一个运营指挥中心大屏上切换,达成全局一览与子工作站执行操作的结合,实现一院"数智帷幄"的跨越,如图4-9~图4-13所示。其中:

- 一级界面为医院层面,包含指数呈现、沙盘呈现和预警呈现;

- 二级界面是功能维度,包含医疗与绩效、后勤与设备、患者体验、经济运行等多个方面;

- 三级界面则细化到具体科室使用的系统。

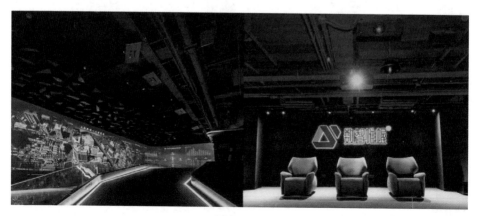

▲ 图4-9 "数智帷幄"运营指挥中心全景

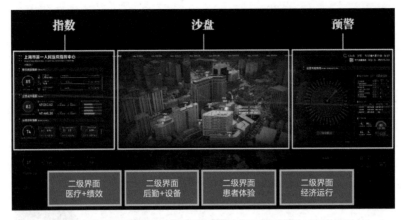

▲ 图 4 - 10　运营指挥中心一级界面

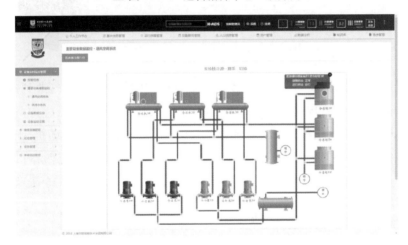

▲ 图 4 - 11　二级界面：医院智慧后勤系统——设备监测与故障预警

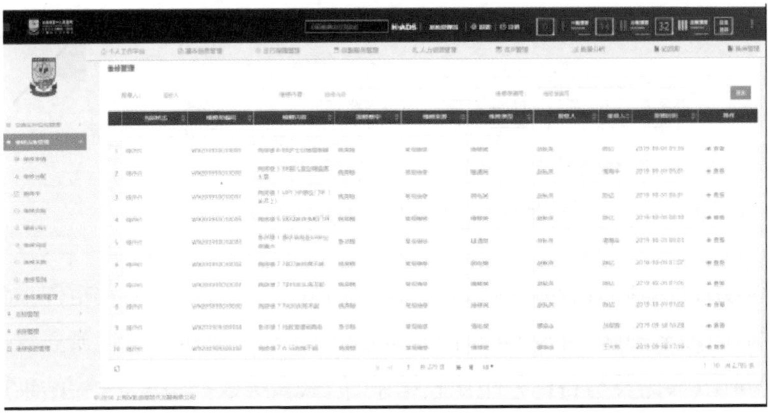

▲ 图 4 - 12　二级界面：应急事件场景化的预案决策树

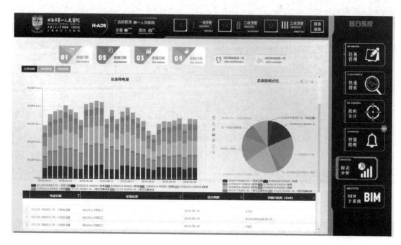

▲ 图4-13　二级界面:运送服务全流程管理

　　通过运营指挥平台,实现了从数据看板到指数评价、从数据打通到数据间影响关系、从报警管理到预警及概率分析三个方面的飞跃。

　　从数据看板到指数评价　传统数据看板数据零碎,展现内容随机、无规律,数据平铺、分析缺乏关联等。在质量评价指标体系基础上,指数评价可以高度凝练地反应整体和系统状态,便于分析主因,如图4-14和图4-15所示。

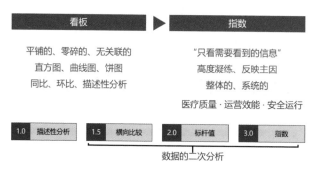

▲ 图4-14　从数据看板到指数评价

　　从数据打通到数据间影响关系　在数据打通的基础上,运营指挥平台更加关注背后的因素关联。例如当日门诊量,如图4-16所示。通过孤立数据仅可观察到同比、环比及与目标差距比较结果,但从多维数据角度,这一结果还可以

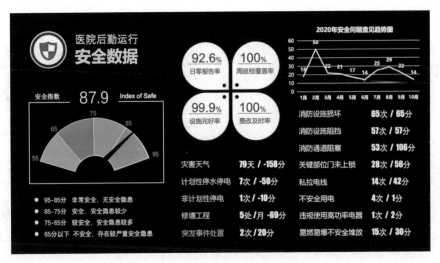

▲ 图4-15 指数评价体系(以安全数据为例)

结合众多潜在因素(如门诊专家排班变化、专家停诊、气候性因素、绩效规则变化、设备故障或门诊区域专修改造等)进行分析,探究可能存在的影响关系,从而发现根本原因,指导改善和优化行动。

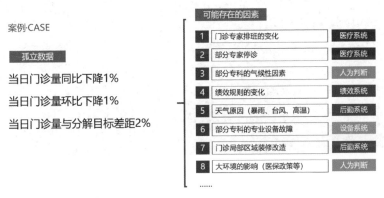

▲ 图4-16 从孤立数据中台到多维数据整合

从报警管理到预警及概率分析 在数据分析和人工判断的基础上,医院逐步建立了风险预判知识库和决策机制,如图4-17所示,实现从报警管理及应对到预警及概率分析的飞跃。并且,每一次预警的结果及应对措施都会完整记录下来,用于整个知识库和系统的迭代进化。

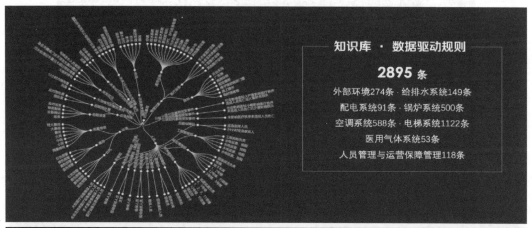

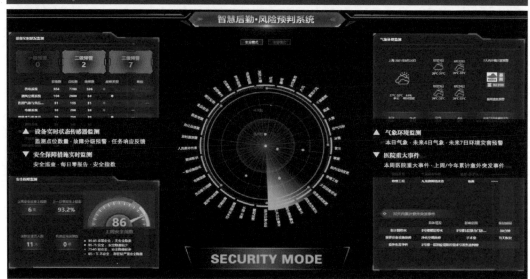

▲ 图 4-17 风险预判系统

● 5. HDT5 运行迭代

在公立医院改革和现代医院管理制度建设的大背景下,一院实现了粗放向精益、被动向主动、经验向科学的转型。医院未来将持续调适和优化,包括模块功能、数据采集、人机互动等方面。通过持续应用、指挥调度、专家设计与模拟运行、数据分析与仿真计算等手段,积累后勤运行数据和管理优化案例。

在后勤管理团队建设方面,将进一步设计和实践适应智慧后勤系统的管理模式与组织架构,不断完善业务流程、岗位职责与服务计划。

智慧后勤的终极目标是解构医院后勤运行的科学问题,通过科学理论、方法、技术提升医院后勤的支撑保障能力。近期目标是实现数据驱动,挖掘管理价值,使医院后勤质量可量化、可评价;探究物联网技术应用场景,引入初级人工智能分析、预判和辅助决策。远期目标定位于提升数据感知能力,实现人工智能应用从场景化向情景化的演变。关注服务对象个性化需求,实现工作链、资金链、信息链、物流链的升级,由智慧后勤向更高级的价值后勤跃升。

一院为运营指挥中心打造了智能体"小壹同学",如图 4-18 所示,作为医院专属的智能体雏形,通过平台能力实现后勤辅助管理和决策支持。目标是逐步让"小壹同学"成长为电影《生化危机》中的"红皇后",最终成为医院智能后勤的核心。

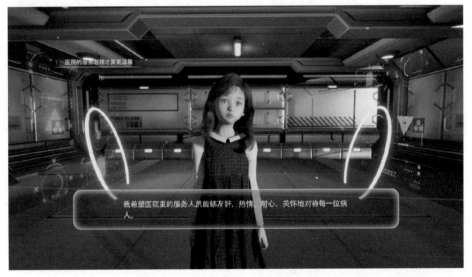

▲ 图 4-18 运行数据与应对策略沉淀 打造属于医院的智能体"小壹同学"

● 6. 上海市第一人民医院运营指挥大平台 HEST 四维评价总结

上海市第一人民医院运营指挥大平台 HEST 四维评价总结见表 4 - 2。

表 4 - 2　上海市第一人民医院运营指挥大平台 **HEST** 四维评价

面向对象	人本哲学（Humanistic）	经济学（Economical）	社会学（Social）	工程学（Technological）
面向患者	通过平台建设和数据连续性，提供便于患者参与的诊疗流程，以及安全、舒适的就诊环境	通过智慧服务模式，节约患者就医时间和经济成本，提升满意度和医院声誉	提升医疗服务效率和质量，改善医患关系，构建强适应性的医疗服务体系	应用智能服务系统，如远程医疗、自助服务终端，提供便捷的医疗服务
面向医护	通过智慧医疗提升医护人员的工作效率与满意度，减轻压力，同时保障医护提供个性化的患者关怀	通过重构后勤管理团队和引入职衔制，借助平台大幅度改善了医疗秩序，提升了效率。投诉和纠纷数量降低 35.8%，外包整体满意度上升 15.12%，患者满意度提高 8.57%	通过高效后勤运行指挥中心和智慧医疗服务，提高服务能力，适应城市人口特点，提供更均衡的医疗资源分配	引入大数据、物联网技术，通过数据治理，实现匹配诊疗流程的应用统一管理和部署，提高医疗服务质量和决策速度
面向管理者	透过数据提供洞察力，辅助医院管理者决策，并为医院经营的可持续性提供支撑 建立医工技术天团，重视人才培养和团队协作，优化组织架构，提升后勤管理团队的专业性和协作能力，促进团队发展	通过一体化的平台建设，量化并提升资源、能源使用效率，并通过数据驱动决策过程，不断提升医院运营成效	后勤运行指挥中心使得医院具备更好的应对公共卫生事件的响应能力，可以统一部署及行动，为社会贡献韧性 运营指挥平台框架体系和质量评价指标体系对其他医院有良好的借鉴意义	通过构建基于大数据的指标体系，医院能够更精细地评估和管理后勤运行，实现了医院后勤的科学化、系统化评价 集成最新的技术如 AI、大数据分析等，以提供更高效、更智能的服务

4.2 大平台+小场景全院实践——和祐医院

和祐医院（以下简称和祐）于 2024 年 6 月正式投入运营，是美的控股在顺德北滘新城投资新建的一家国际化综合性医院。从建设初期，和祐就将智慧作为整个项目的灵魂，把 HDT 方法论和"大平台、小场景"建设理念贯穿项目全生命周期，本着以"病人为中心"的服务理念，打造"四化八高"的智慧型、数字化医院。

四化八高，即现代化、国际化、数字化、智能化，高水平诊疗能力、高质量安全体系、高精尖设备、高智能化软件系统、高效运营体系、高舒适就医环境、高亲和力人文关怀、高效率便捷服务流程。

作为一家有着高定位和前沿理念的新建私立医院，其实践值得研究、探讨和持续跟进。

● 1. 项目背景

和祐实际用地 186 亩，总体规划 1500 张床位，总建筑面积约 38 万平方米。项目分两期建设，第一期规划 1000 张床位，建筑面积为 28.6 万平方米（包含行政楼、普惠医学区、IMC 国际医学中心、质子重离子粒子中心）；二期规划 500 张床位，建筑面积为 7.9 万平方米。和祐总体平面布局及主要区域计划交付时间如图 4-19 所示。

医院定位为非营利性医院，将接入医保体系，以高端的设备和一流的专家为地区人才引进和经济社会发展提供优质的医疗健康服务，保障普通民众享受到高水平的医疗服务。未来医院所有营收盈余将用于医院自身发展、医学研究以及社会民生福祉。和祐集医疗、教学、科研、预防、保健、康复六位一体，对标国际标准，争创国内一流，富有广东特色，面向大湾区，辐射海内外，努力建设成为强专科、大综合，着重普惠和兼顾高端的国际化、智慧型、研究型综合性医院。

和祐智慧医院建设主节点如图 4-20 所示。

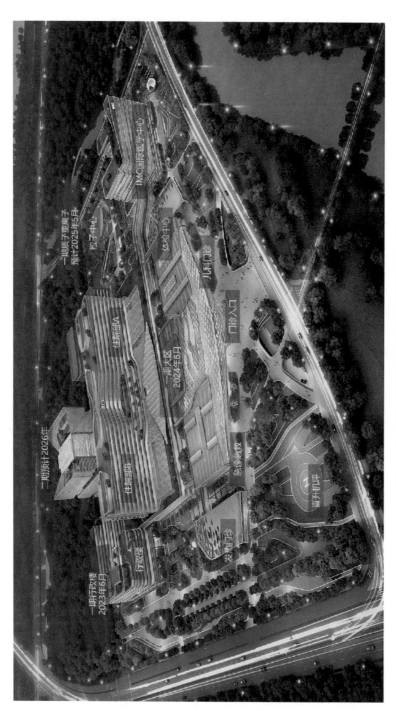

▲ 图 4 - 19 和祐医院平面布局及主要区域交付时间

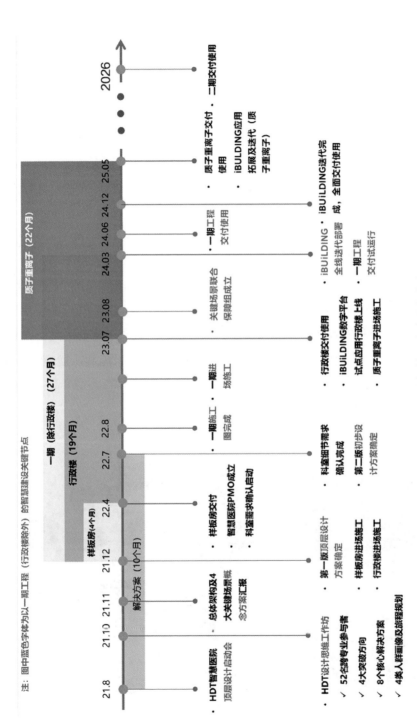

▲ 图 4-20　和祐智慧医院建设主节点

2. HDT1诊断对标
智慧医院对标及案例研究

和祐HDT智慧医院顶层设计启动会于2021年8月举行。项目组向和祐筹建办公室领导汇报了以HDT为核心方法论的智慧医院顶层设计规划,并针对具体执行技术路线和时间进度达成一致,标志着和祐智慧医院建设的正式开始。启动会后,项目组首先选择国内外类似智慧医院经典案例和相关标准规范,进行对标研究。

(1) 国际经典案例对标

❶ 三星首尔医院:韩国三星集团旗下的一家综合性医院,位于首尔江南区,提供多种医疗服务和设施。该医院于1994年开业,总面积约3.3万平方米,共有20个科室和400多张床位。三星首尔医院致力于推动医学研究和教育,为医学界和社会做出贡献。该医院拥有先进的研究设施和实验室,并积极参与国际医学研究与合作项目。

- 对标原因:优秀企业创办医院的成功案例。
- 对标亮点:如图4-21所示。

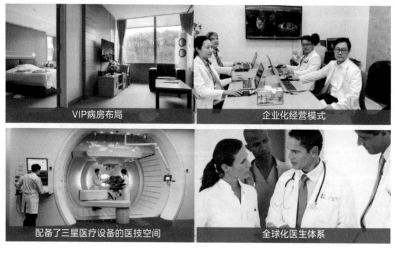

▲ 图4-21 三星首尔智慧医院案例对标

先进制造企业管理理念与医院业务运营的融合：包括但不限于工程管理、信息化建设、财务管理等方面。

大量采用最先进的医疗技术：包括但不限于数字化医疗记录系统、电子处方系统和远程医疗服务等，提高医疗服务的效率，减少错误和时间成本。

全面的健康管理计划及个性化的医疗服务：满足不同患者的需求。

❷ 黄廷芳综合医院(Jurong Healthcare)：大型综合医院，位于新加坡西部的裕廊东，2015年开始运营，致力成为新加坡西部最大的医疗休养及休闲目的地。该院拥有1100张床位，建筑面积17万平方米。医院致力于采用先进的信息技术和管理模式提高医疗服务的效率和质量，为患者提供更好的医疗体验。

- 对标原因：东南亚著名集医疗、休养、休闲为一体的大型医疗综合体。

- 对标亮点：如图4-22所示。

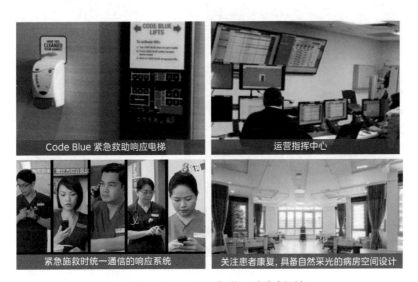

▲ 图4-22 Jurong智慧医院案例对标

全自动Code Blue应急响应流程：响应时间缩短至2分钟，心脏骤停抢救存活率从6.6%提升至20%，预警存活率从42%提升至70%。

基于MSI(Master System Integration)集成运营平台：集成超过30个子系统、9万个硬件点位，集成楼宇系统、医疗专用系统以及医疗信息系统，针对不同用户提供统一用户界面,优化了日常工作流程及应急响应能力。

可持续的绿色医院:总能源节约 30.6%,节约水费 9.5 万新币/年,节约能耗 521 万新币/年。

(2)国内经典案例对标

❶ 上海质子重离子医院:中国第一家以质子和重离子(PT)治疗为主要手段的肿瘤专科医院。该医院于 2015 年正式开业,位于上海市浦东新区张江高科技园区,总占地 150 亩,共设床位 220 张。它是一所集医疗、科研、教学于一体的现代化、国际化肿瘤中心。

- 对标原因:中国目前唯一正式投入运营的质子重离子治疗医院。
- 对标亮点:如图 4-23 所示。

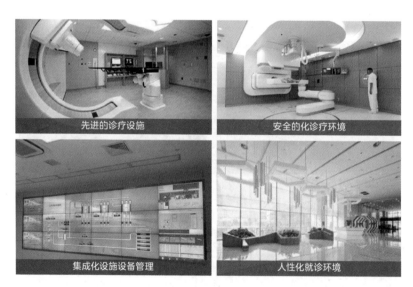

▲ 图 4-23　上海质子重离子医院案例对标

PT 工艺冷却水系统:满足质子重离子治疗设备对不同水温、流量、压降、材质及响应时间等的苛刻要求。

质子重离子治疗区域的进出、开机安全保障机制:包括但不限于进出口门禁管理策略、开关机/巡检流程、病人进出/治疗/防走失策略等。

建设周期大幅缩减：医院从立项到开业运营耗时 8 年，相较同类型项目建设周期大幅缩减，得益于严密紧凑的工作计划、高效的审批流程及专业的管理团队。

统一集成后勤管理平台：提高设施设备运维可靠性，保障质子重离子核心设备开机率。

❷ 上海嘉会国际医院：综合性私立医疗机构，位于上海市闵行区，床位 500 张，建筑面积约 18 万平方米。设有内科、外科、妇产科、儿科、口腔科、中医科、康复医学科、心理咨询科等多个科室；拥有一流的医疗设备和先进的医疗技术，提供高质量、个性化的医疗服务。医院秉承"以患者为中心"的服务理念，为患者提供全方位、个性化的医疗服务；致力于成为国内领先、国际认可的综合性医院。

- 对标原因：国际医疗卫生机构（JCI）认证高端私立医院，通过领先能源与环境设计（LEED）金级认证，服务口碑优秀。

- 对标亮点：如图 4 - 24 所示。

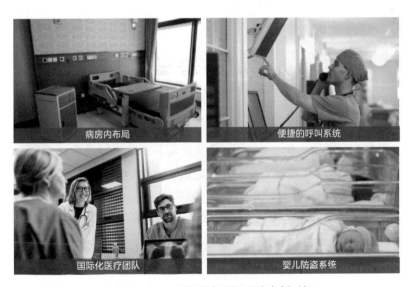

▲ 图 4 - 24 上海嘉会国际医院案例对标

人性化、可追溯的病房护理：建筑结构与室内装修、智能化技术相结合，打造个性化治愈环境。以室内实时定位(RTLS)为中心,打造可追溯的安全护理服务,包括但不限于护理追溯、医护呼救、婴儿保护等。

健康的空气环境控制:作为个性化治愈环境和高效运维的重要组成部分,嘉会国际医院打造了以变风量系统(VAV)为核心的环境控制系统,通过楼宇自控以及不同时期的运行策略,不仅保障了环境舒适性,而且保障环境安全,实现零停运营。

获得 LEED 金级认证:通过综合运维管理平台实现系统集成、能效管理和物业管理三大功能,提高了能源使用和运维管理效率。

(3) 标准规范对标

和祐遵循"以评促建、以评促改、以评促用"的原则,构建"技术一流、服务一流、管理一流"的绿色智慧医院。打造全省信息化龙头医院,创建全国信息化建设标兵和智慧医院建设标杆,以满足和祐对高水平医疗管理、服务的需求。在设计阶段充分对标的国内外医疗行业标准,包括但不限于:

❶ HIMSS 信息化评级 6 级水平:实现全院医疗全流程数据闭环管理,为高水平医疗服务提供决策支持。

❷ 智慧服务 4 级:建立智慧医疗健康服务体系,为患者提供全生命周期、精准化的智慧医疗健康服务。

❸ 智慧管理 4 级:医院管理信息系统高级业务联动,实现医院人、财、物的管理。

❹ 信息安全等级保护 2.0 三级:免受外部恶意攻击以及资源损害,及时发现、监测攻击行为,有效处置安全事件,较快恢复绝大部分功能。

❺ 三甲综合医院:满足三甲综合医院评审、运行和管理要求,实现高质量发展,更好地满足人民群众医疗服务需求。

❻ 健康医疗信息互联互通五级乙等:建立一站式信息服务的医院信息集成系统。

在建筑物全生命周期中,和祐还将最大限度地节约资源、合理规划、保护环境并减少污染,提供安全、健康、适用和高效的使用空间;进一步提高医疗效率,并通过能效管理实现管理节能和绿色用能,打造低碳环保的绿色医院。对标的国内外行业标准及认证奖项，包括但不限于：

❶ 中国绿色医院建筑二星级标识（GBL 绿建二星）；

❷ 美国 LEED 绿色建筑认证金级（国际性绿色建筑认证系统）；

❸ 中国建设工程鲁班奖（国家优质工程）。

3. HDT2 需求定义
基于 HDT 设计思维工作坊的两轮需求定义

和祐智慧医院较常规医院更早介入设计工作。自 2021 年 8 月 HDT 顶层设计启动会，至 2022 年 8 月施工图完成，历时 1 年。其间，医院的工艺流程、各科室、专业团队和需求也在不断建立和深化。因此，和祐医院经历了两轮智慧需求定义。

（1）第一轮需求定义

和祐智慧医院顶层设计从 2021 年 8 月至 12 月，历时近 4 个月，设计历程见表 4−3。

表 4−3　和祐智慧医院顶层设计历程

序号	工作阶段	工作内容	时长	目的
1	项目启动	高层启动会	2 小时	针对顶层设计技术路线及时间进度达成一致
2		项目组启动会	1.5 小时	明确设计目标、人员架构、阶段进度及责任人
3	HDT1 诊断对标	智慧医院对标研究	2 周	对国内外标准、类似项目进行对标，作为后续工作基准
4	HDT2 需求定义	智慧医院设计思维工作坊	2 天	基于 3 的成果，各相关方通过开放研讨达成一致的理解和方案优先级排序

序号	工作阶段	工作内容	时长	目的
5	HDT3 方案设计（顶层规划）	关键场景、解决方案场景还原	2 周	基于 3、4 的成果，对关键场景、解决方案以终端用户可以理解的方式还原场景构想
6		区域智能化功能汇总与专题研究	2 周	基于 3、4 的成果，针对区域完成智能化功能汇总并建立专题研究
7		项目智能化整体规划	4 天	基于 3、4 的成果，建立项目智慧建设顶层设计框架
8		顶层设计阶段汇报	0.5 天	向研讨会参与人员汇报顶层设计成果并成立后续研究专案小组
9		顶层设计调整	1 周	根据汇报内容调整
10		顶层设计方案确定	1 周	确认顶层设计成果
11		子系统规划、方案设计及概算估计	3 周	基于 10 的成果，进行智慧医院方案概念设计和概算工作，保证顶层设计的可还原性

在 2021 年 10 月组织的 HDT 设计思维工作坊中的第一轮需求定义沟通，是智慧医院顶层设计的重要节点。在前期大量沟通、调研等准备工作的基础上，工作坊共邀请医院管理层，医护代表，未来运营代表，人力、财经、市场、品控代表，医院设计者、建设者、运维者等 52 位共创者参与；通过 HDT 双钻模型完成不同专业利益相关方对智慧医院建设愿景与需求的一致理解，继而针对特定挑战和机会，定义突破方向，评估实施优先级并探讨解决方案；定义关键场景和焦点小组，为后续工作提供坚实的需求界定与场景深化方向。图 4-25 为工作坊现场。

工作坊共提出超过 100 个 32 类和祐智慧医院建设运营可能面临的挑战与期待亮点；通过收敛和共创产生四大突破方向、八个核心解决方案以及四类人群用户画像及体验之旅设计。

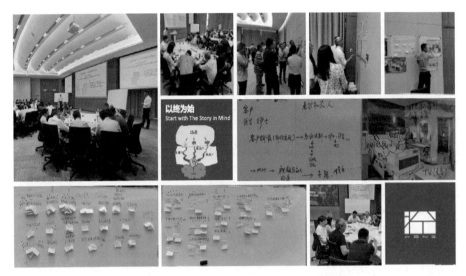

▲ 图 4 - 25　和祐 HDT 设计思维工作坊现场

52 位共创者　和祐医院管理方、筹建部门、跨专业技术单位、设计院、物业管理公司等。

HDT 设计思维　**双钻模型**,包含基准对标、需求评估、方案畅想、用户画像、体验旅程、关键场景等环节。

八个国内外知名项目对标　上海嘉会、上海质子重离子、上海同济、加拿大 Humber River、富力 UCLA、新加坡 Jurong 黄廷芳、三星首尔、厦门弘爱。

100+ 个面临挑战与期待亮点　汇总为 32 类:

四大投票产生的突破方向　病患与医护的体验,智能化与信息化打通,高效运维、可升级,全周期服务、口碑。

八大解决方案对标以实现四大突破方向　智慧就医小程序、智慧运营管理、床位资源管理、医疗设备资源调配、可穿戴式设备、全周期健康管理档案、移动端设备与信息化系统融合、物流系统。

四个典型用户画像、体验旅程与应用场景规划　运维管理人员、病患(VIP)、医护人员、病患(常规),为下一步深化设计做好准备。

　　HDT 设计思维工作坊只是第一轮需求界定的起点,确定了首轮需求定义框架,见表 4-4。为推进后续需求细化工作,和祐成立了顶层设计需求评估小组,历时 3 个月,共召开 10 余次小组会议完善首轮需求定义。和祐第一轮需求评估流程及产出如图 4-26 所示。

表 4-4　工作坊成果

四大突破方向	八大解决方案		角色画像	用户旅程	典型场景
A. 病患与医护的体验	A1. 物流系统——支撑服务	自动化物流	常规病患	就诊旅程	门诊场景
	A2. 移动设备与信息化系统融合	信息连贯、前端透明;就医体验的连贯性与主动服务			
B. 智能化、信息化打通	B1. 智慧就医(人-医院、小程序、App)				
	B2. 智慧运营管理(物-人、系统集成)	资产数字化管理、定位、调配;提高效率、降本增效	运维管理人员	后勤旅程	指挥中心场景
C. 高效运维设施设备、能源	C1. 医疗设备资产调配				
	C2. 床位资源管理	病床、病房、病区及相关资源管理	VIP患者	住院旅程	VIP病区场景
D. 全生命周期健康管理、口碑	D1. 可穿戴设备用于患者监测	基于远程、可穿戴设备监测健康服务			
	D2. 全生命健康管理档案	以 EMR 系统为核心的长时间健康数据集成管理			

用户体验旅程及场景深化设计规划:

❶ 常规病患用户画像→普通门诊用户旅程→门诊场景需求汇总(融入智慧就医)→透明门诊应用实例。

❷ 护士 VIP 用户画像→VIP 病区用户旅程→VIP 病房场景需求汇总→VIP 病房应用实例。

❸ 运维管理人员用户画像→后勤管理用户旅程→后勤管理平台需求分析(融入低碳、能源,应急预案,考虑和前勤医疗信息化的对接)→一体化后勤运维应用实例。

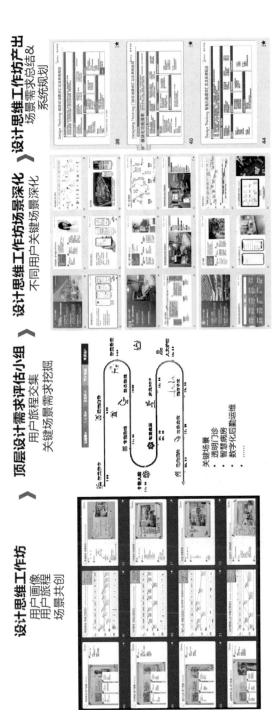

▲ 图 4-26　和祐第一轮需求评估流程及产出

(2) 第二轮需求定义

基于首轮需求定义及顶层设计,为跟随医疗工艺深化和团队建立,不断深化每个场景的科室、专业需求细节,和祐于 2022 年 1 月成立了智慧医院项目管理办公室,开展了第二轮需求定义。第二轮是第一轮顶层设计方案中科室、专业细节需求的挖掘、演进和确认,从 2022 年 1 月到 7 月,历时近 7 个月,为场景细节方案、产品选择和功能配置奠定了坚实基础。

和祐智慧医院项目管理办公室组织架构如图 4 - 27 所示,第二轮需求定义产出如图 4 - 28 所示。完成的蓝图规划内容主要包括**业务场景梳理**、**产品功能规划**、**系统建设效果展示**、**子系统接入**(接口)、**数据分析管理**(报告)等。蓝图评审追踪计划见表 4 - 5。

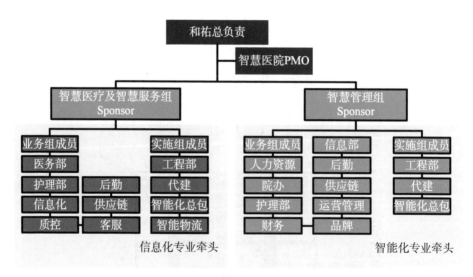

▲ 图 4 - 27　和祐智慧医院项目管理办公室组织架构

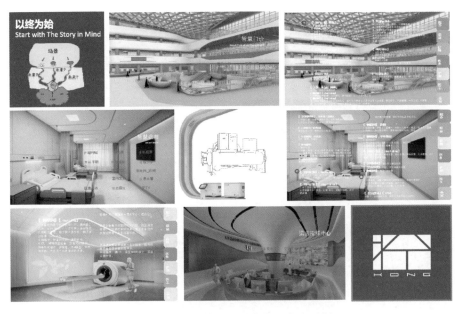

▲ 图4-28 第二轮需求定义产出示例

表4-5 和祐智慧医院蓝图评审追踪表(×.×表示时间"月.日")

序号	系统	绿色=通过; 红色=未通过; 灰色=待汇报	按目录完成	评审时间	未通过意见	审核会议计划
1	数字运营指挥平台(综合BIM管理平台及应急指挥系统)	能源管理系统模块		×.×		
2		统一设备管理模块		×.×		
3		空间管理模块		×.×		
4		碳管理模块	×.×完成文本			
5		应急指挥管理模块				
6		安消管理模块	×.×完成文本			
7		运维管理模块	×.×完成文本			
8		智慧IOC				
9	弱电系统	综合布线系统	×.×完成文本			
10		信息网络系统(机房工程)	×.×完成文本			
11		IPTV系统		×.×		
12		无源光网络系统	×.×完成文本			
13		移动通信室内信号覆盖系统	×.×完成文本			

（续表）

序号	系统	绿色＝通过； 红色＝未通过； 黄色＝待汇报	按目录完成	评审时间	未通过意见	审核会议计划
14		无线对讲系统	×.×完成文本			
15		视频安防监控系统		×.×		
16		入侵报警及紧急求助系统		×.×		
17		出入口控制系统	×.×完成文本		1. 补充和画一期拓扑图 2. 补充材料表 3. 补充不同专业的对接接口内容	×.×
18		离线巡更系统		×.×		
19		电梯五方通话系统	×.×完成文本			
20		智能通道闸系统及访客管理系统	×.×完成文本			
21		停车场管理系统	×.×完成文本		1. 补充和画一期拓扑图 2. 补充材料表 3. 补充不同专业的对接接口内容	×.×
22		车位引导及反向寻车系统	×.×完成文本			×.×
23		公共广播系统		×.×		
24		微压差报警系统	×.×完成文本			
25		多媒体会议系统	×.×完成文本			
26		信息引导及发布系统			1. 按照目录编写信息发布 2. 补充和画一期拓扑图 3. 补充材料表 4. 补充不同专业的对接接口内容	×.×
27		卡通应用平台(电子工牌)	×.×完成文本			
28		能源管理系统(抄表)	×.×完成文本			
29		BA建筑设备监控系统(含环境监测)	×.×完成文本			
30		餐饮管理系统		×.×		
31		时钟系统		×.×		

(续表)

序号	系统	绿色=通过; 红色=未通过; 黄色=待汇报	按目录完成	评审时间	未通过意见	审核会议计划
32		院内导航(由信息部实施)	×.×完成文本			
33		排队叫号系统(由信息部实施)		×.×		
34		医护对讲系统	×.×完成文本			
35		婴儿防盗系统(由信息部实施)				
36		设备能效管理系统	×.×完成文本			
37		医废追踪系统				
38	物联网系统	冷链物资管理系统				
39		资产定位系统				
40		特殊病区行为管理系统				
41		急诊绿色通道管理系统				
42		一键报警系统				
43		智慧移动输液系统(由信息部实施)				
44		智慧病房(含元首套)	×.×完成文本			
45	其他	远程会诊系统(只提供会议硬件)	×.×与会议系统放在一起			
46		织物管理系统/行为管理系统(净化区外)				

4. HDT3 方案设计
核心场景与整体架构

　　与两轮需求定义对应,和祐的方案设计同样分为两个阶段。第一阶段为2021 年10 月至12 月,形成了和祐智慧医院顶层方案;第二阶段为2022 年5 月至7 月,形成了和祐智慧医院整体设计方案。这里从智慧医院平台架构、核心场景方案和场景定制开发三个层面描述。

　　鉴于篇幅,同时为避免与蓝皮书前续章节重复,本节仅选取介绍大平台(iBUILDING 数字化平台)和四个具有代表性的场景(全院统一物联应用、1+Next 透明门诊、高效机房、智慧物流)。

（1）**大平台　基于 iBUILDING 数字化平台的智慧医院整体架构**

❶ 关注痛点：

● 医院智能化设备、子系统众多，缺乏统一的数据及信息一致性管理，系统、应用和场景的用户体验差，运维难度大，升级迭代困难。

● 智能化、信息化及医疗设备数量庞大，巡检、维护难度大，缺乏统一的运维平台，故障工单、维修过程及运维效果不清晰，缺乏闭环管理手段。

● 医院管理者不了解整体服务能力、运营情况，缺乏数字化辅助管理手段。

❷ 解决方案：将美的楼宇科技的数字化平台（iBUILDING）作为智慧医院建设的平台基础，根据顶层规划集成所有智能化子系统、物联设备；与医疗临床信息集成平台打通，接入、清洗和统一结构化所有建筑设备运行数据、安全及运营态势数据，以及医疗智能化数据等。在统一数据管理的基础上拓展应用，并针对不同用户需求为其提供针对性数据入口和界面。

● 基于楼宇信息化模型（BIM）的三维可视化运维管理平台，实现 BIM空间主数据与综合管理系统（HRP）、建筑运营及维护管理相结合，简化运维难度，提升以空间为中心的运维管理效率。

● 实现智能化、信息化及医疗设备全生命周期管理（台账管理、维修保养、主动预警、效率分析、FDD 故障诊断、FTA 原因分析等）；同时，与 HRP工单系统联动，实现工单派发、维修、评价全过程的闭环追踪管理。

● 智能运营中心（IOC）及院长驾驶舱展示综合态势、环境态势、人员态势、资产态势、设备态势、空间态势、能源态势、事件态势、安防态势、消防态势等，便于快速了解运营情况及服务能力。

● 基于统一数据管理，未来可以通过跨系统 AI 数据分析拓展更多智慧应用。

❸ 预期收益：通过 iBUILDING 数字化平台，运维管理效率可提升 30％以上，资产效率提升 15％以上，工单维修保养响应速度提升 20％以上；同时，便于管理层快速了解医院的整体运营状况，为管理层的决策提供数据依据；未来 5年，在不增加子系统数量的基础上预计拓展 10％～20％的智慧应用。

❹ 和祐医院实践：和祐智慧医院整体架构分为设备层、接入层、平台层和应用层四个层级。

● **设备层**：包含了超过70个子系统，大部分属于智能化专业（图4-29中蓝色部分，超过60个）。一些子系统由其他专业标段采购，但须从管理角度集成管理。这些子系统既是和祐医院各个智慧应用功能的底层载体，承载了各自独立的功能，又为顶层功能应用提供数据支撑和执行手段。

设备层网络包括医用网（图4-29中黄线部分）和智能网（图4-29中棕线部分）两套网络，在保证安全的基础上完全打通，实现所有设备之间的互联互通。

设备层所有物联网子系统通过物联网平台统一管理，以保证物联应用间的设备、服务共享和应用功能可扩展。

建筑设备监控系统KONG NZ统一监控所有建筑设备和能源管理子系统，并将数据上传平台层；KONG NZ同时还管理智慧病区，集成医护对讲、智慧病房、洁净管理系统等子系统，并将智慧病区数据统一上传至平台。

● **接入层**：通过边缘网关实现物联网平台、KONG NZ平台，以及其他各子系统的数据协议转换和平台上传。

● **平台层**：包括iBUILDING建筑数字化和医疗临床信息集成两大平台。iBUILDING平台由智能化专业主导，专注于建筑设备、智能化设备、智慧空间场景和后勤物业的管理；医疗临床信息集成平台由信息中心主导，专注于医疗信息系统HIS、电子病历EMR、电子影像PACS等信息系统的数据打通和管理。两个平台数据互通，灵活迭代，同时服务于顶层设计的智慧场景。

● **应用层**：iBUILDING的顶层应用主要针对后勤管理人员，V1.0版本包含统一设备管理、能源管理、安消管理、运维管理、空间管理、应急指挥、碳管理和指挥IOC八大模块。交互界面包括和祐办公App和信、PC或大屏等。为降低使用门槛，其他面向病患、家属以及医护的智慧应用，无论功能由智能化系统还是信息化系统实现，都由信息中心主导，以医院小程序或者医疗空间智能终端作为统一端口交互。

iBUILDING的IOC界面如图4-30所示。

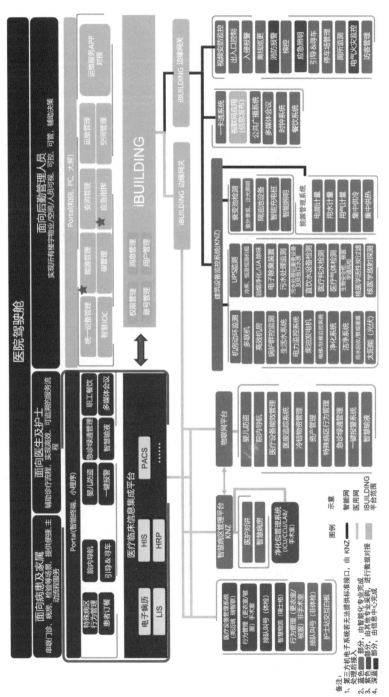

▲ 图 4 - 29　iBUILDING 数字化平台整体构架

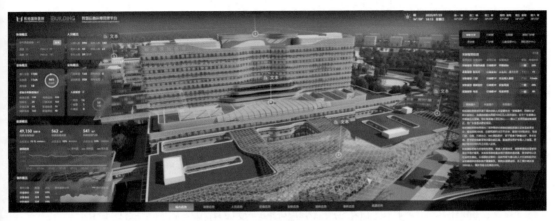

▲ 图 4 - 30　iBUILDING 的 IOC 界面

(2) 关键场景 1　全院统一物联应用

❶ 关注痛点：众多物联网硬件和应用往往自成系统，不同应用不仅需要重复搭建物联网信号覆盖基站等硬件，软件应用也因入口、交互体验、升级维护等不一致而难以持续高效发挥效用。

❷ 解决方案：在全院范围内建立统一的物联网信号覆盖系统，同时满足不同物联网应用，具体内容包括：

● 在全院公共区域建设院内导航系统，患者可通过手机实时导航至诊室、病区，反向寻车等；通过定位标签实时显示医疗贵重资产设备的位置、状态，支持系统一键盘点；一般固定资产和基础设施则采用离线无源 RFID 标签＋PDA 射频感应或条码标签＋PDA 扫描，自动显示盘点结果和统计分析。

● 医护及安保人员佩戴的工卡支持一键报警及定位功能。在突发状况下，医护及安保可按下报警按钮，大屏幕显示其位置，同时将求救信息传送至就近的安保人员。

● 通过特殊患者定位手环，可实时监测其位置、求救信息及体征信息等；紧急事件联动附近监控，向护士站或保安室发出报警，提示相关人员迅速处理报警事件。

● 支持未来跨系统的物联网应用迭代扩展,如洗手监测(室内定位系统与智能洗手机联动)、护理呼叫自动取消及追溯(室内定位与护理呼叫联动)、就近派单或呼救(室内定位与统一通讯终端联动)等。

❸ 预期收益:通过统一物联网应用,各种物联网应用基站建设费用减少50%以上,资产管理盘点分析的效率提高30%以上,一键报警响应速度提高25%以上,特殊患者定位监测响应速度提高30%以上,安全性与追溯管理提高30%以上。物联网与信息化深度融合,可减少患者等待时间与行走距离,提高患者的满意度。此外,为未来跨系统物联应用夯实了基础,未来5年内在不新增系统的基础上可增加应用20%以上。

❹ 和祐医院实践:和祐统一物联网平台及应用构架如图4-31所示。

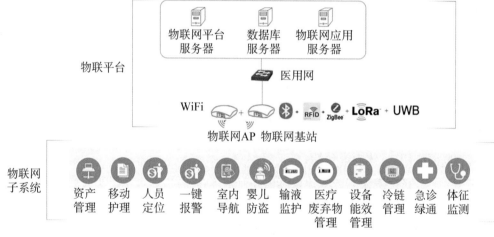

▲ 图4-31　和祐统一物联网平台及应用构架

● **应用场景**基于HDT2中定义的功能需求,实现医护就近求救、防跌倒监测、物联网定位考勤等联动应用。

● **物联平台**即统一物联网集成平台,为物联网子系统提供了统一的接入硬件基础(物联网AP、基站等)、数据库服务和平台管理服务;同时,为顶层应用提供各种数据传输、存储、协议对接、位置计算等公共服务。赋予物联网平台低成本和快速迭代、拓展能力。

● **12 个物联网子系统**是各个物联网功能的底层载体,既承载了各自独立的功能,又通过物联网平台为顶层功能应用提供数据、功能支撑和执行手段。

❺ 测试效果:为确保项目稳定、可靠落地,和祐在规划全院统一物联网时,对物联网集成对接协议标准做出明确要求,并搭建测试平台,测试了各子系统的接口、数据、服务兼容性及功能,测试了集成界面应用,作为平台选择和子系统入围的重要依据。大部分应用场景已经满足体验效果要求,具备集成条件;个别场景需根据院方要求定制改造,定制改造时间满足项目进度要求,如图 4 - 32 所示。

(3) 关键场景 2　1+Next 透明门诊

❶ 关注痛点:门诊区域大,流程及信息对病患不够透明和清晰,导致找科室难;检查、治疗等候时间长且等候队列模糊;多项检查时,无法选择最优排序;反复查询检查结果;与医护信息交流理解偏差,医嘱信息容易遗忘。

❷ 解决方案:通过医疗临床信息集成平台与 iBUILDING 平台打通门诊信息系统与医疗智能辅助系统,建立 1+Next 透明门诊应用。将医疗信息系统中的诊疗流程、排队信息、智能排优、检验结果、账单信息等推送给病患;结合各种医疗智能辅助系统打造病患随身就医助手,实现透明就医,一个平台查询和推送所有信息,提示下一步(Next)就医建议。

❸ 预期收益:通过 Next 就医智能助手,结合物联网院内定位导航、排队叫号等,与信息化平台融合,节约患者挂号、寻路、流程查询等时间 30% 以上;流程队列信息、检查结果、医嘱、健康宣教等信息推送可通过移动端查询,信息透明让患者感受到安心,满意度提升至 95% 以上。

❹ 和祐医院实践:和祐医院 1+Next 透明门诊分为应用层、集成中台、智能化设备子系统三个层级,如图 4 - 33 所示。1+Next 透明门诊场景规划及Next 任务队列如图 4 - 34 所示。

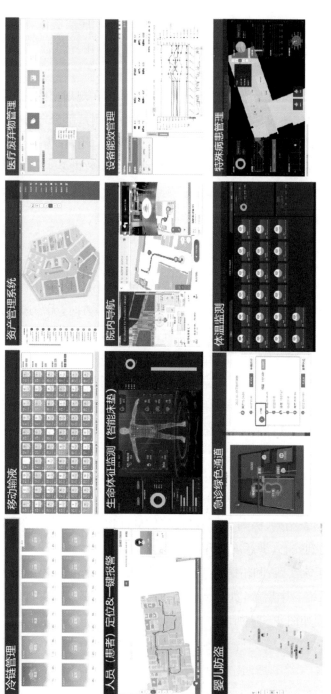

▲ 图4-32 统一物联网平台测试

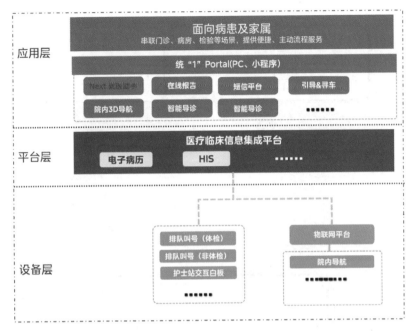

▲ 图 4 - 33 1＋Next 透明门诊区整体架构

- **应用层**定义的功能源于 HDT2 中的功能需求梳理。例如,预约成功后,公众号会根据就诊科室推送合适的停车区域;进入车库后可推送室内导航信息导航至就近停车区;就诊开始后公众号"Next 就医助手"显示就诊任务地图。病患既可了解就诊全流程,又可通过点击"下一步"获得就诊提示或一键导航;就诊过程中相关信息会自动推送至公众号,患者可通过公众号或者智能导诊屏主动查询相关信息。

- **集成中台**以医疗临床信息集成平台为核心,不仅集成 HIS、电子病历、LIS、PACS 等,打通所有门诊医疗及业务流程信息,同时也与医疗辅助智能化子系统(排队叫号、全院统一物联网平台等)联通,是实现"1＋Next 透明门诊"的核心。通过开放的接口和数据结构,赋予透明门诊不断迭代的能力。

- **智能化设备子系统**是透明门诊的底层载体,既承载了各自独立的功能,又通过医疗信息集成平台为顶层功能应用提供数据支撑、执行手段和病患交互端口。

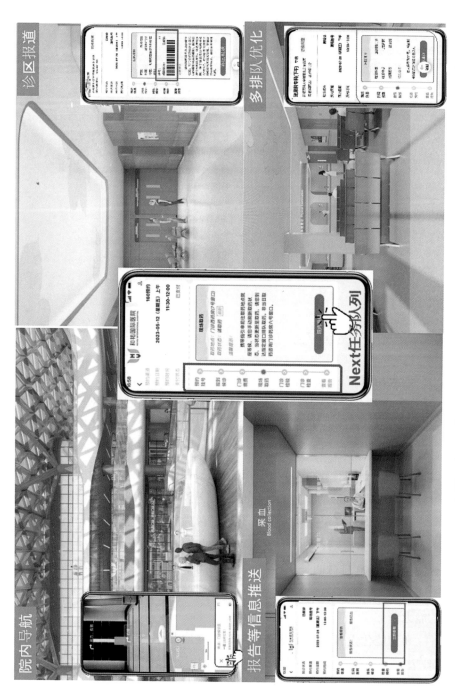

▲ 图 4-34　1+Next 透明门诊场景规划及 Next 任务队列

(4) 关键场景 3　高效机房＋Smart Control 人工智能

❶ 关注痛点:空调系统能耗占医院建筑整体能耗比例最高(约 45%)。其中,制冷机房系统占空调系统能耗约 65%,对建筑节能降耗有着至关重要的意义。然而,大部分项目的制冷机房从设计开始就缺乏明确能效目标,存在设备效率不高、系统选型不匹配、逻辑调试不完善、能效损失点众多等问题,且管理责任不明确,最终成为医院建筑能耗大户。

❷ 解决方案:和祐采用 3.0 高效运维标准建设,如图 4-35 所示。高效制冷机房节能不仅关注使用高效的设备和优化的机房群控策略,更从系统端模拟、优化、保证匹配;搭载全系统(制冷机房及末端需求侧控制)AI 算法优化,在常规高效机房的基础上再节能 10% 以上。

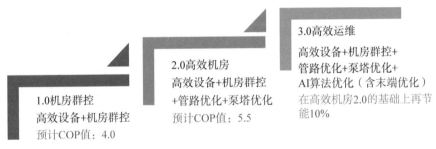

▲ 图 4-35　高效制冷机房节能的三个等级

❸ 预期收益:系统全年能效性能系数(COP)值预测均超过 5.5;运行最大负荷达到设计满负荷工况时,非净化区年节能率为 34%,净化区年节能率为 35%。

❹ 和祐医院实践:和祐将美的高效机房五步建造法贯穿项目建设、运行全生命周期。通过前期仿真模拟、设计优化、智能控制打造可靠、节能、智能的一体化能源站;装配式机房大幅缩短了施工周期;在线智慧运维实现数据在线可视、系统自动寻优、能效自动预警和机房无人值守。基于 BIM 的高效机房效果如图 4-36 所示。

● **第一步　仿真模拟**:如图 4-37 所示,模拟全年的逐时用能负荷,通过优化选型,确保主机全年均能运行在高效区间。基于负荷模拟的优化选型对比常规选型主机节能率超 12%。

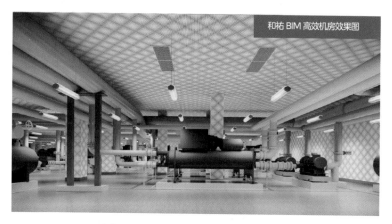

▲ 图 4 - 36　基于 BIM 的高效机房效果图

序号	负荷区间RT	小时数	时间占比
1	0~500	352	7.2%
2	500~1000	424	8.6%
3	1000~2000	2105	**42.8%**
4	2000~3000	763	15.5%
5	3000~4000	554	11.3%
6	4000~5000	420	8.5%
7	5000~6000	294	6.0%
8	6000~6500	9	0.2%
合计		**4921**	**100.0%**

注: 制冷系统开机时间为4月1日~10月31日, 每日10h。

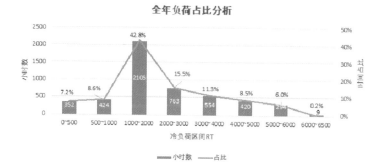

▲ 图 4 - 37　第一步:全年用能负荷仿真模拟

舒适区冷负荷分析

- 全年冷负荷低于 500RT 的时间占比超 7%,配置一台 400RT 的变频螺杆机组,保证低负荷下的稳定运行。

- 全年冷负荷在 1000~2000RT 的时间最长,占比超 40%,配置两台 1000RT 的磁悬浮离心机,保证在此区间内高效运行。

- 全年冷负荷在 5000RT 以下的时间超过 90%,结合 10 kV 电源,配置两台 2000RT 高压变频直驱离心机,保证在高负荷下高效运行。

- 综合考虑性能与造价,最终选择两台 2000RT 高压(10 kV)变频直驱离心机、两台 1000RT 磁悬浮离心机、一台 400RT 变频螺杆机。

- **第二步　优化设计**:如图 4-38 所示,采用大温差、低阻设计、优化接管、优选高效泵及变流量冷却塔等措施保证低阻力、高能效系统设计。优化后水泵的输送能耗可降低 10% 以上,冷却塔的全工况散热性能提升 8%。

- **第三步　智能控制**:如图 4-39 所示,通过美控高效机房算法库,实现冷却塔散热自适应最优控制、冷水机组出水温度智能重设、水泵温压差智能双控、设备自寻优加减载控制等标准化、傻瓜化;通过云边协同的 AI 自适应调优,保证算法随时调整运行模式和设定参数,工作在最优状态;智能控制策略优化对比常规自控系统,节能率在 15% 以上。

- **第四步　高效建造**:如图 4-40 所示,装配式机房设计、建造、运维全过程采用 BIM 模型和虚拟调试,缩短 80% 的机房装配时间,现场整体施工周期缩短 30% 以上。

- **第五步　智慧运维**:如图 4-41 所示,基于数据挖掘、优化决策及智慧运维三大智能引擎,实现空调机房智慧、高效运维,可节省 20% 运维人力投入。

除制冷机房外,和祐还通过 Smart Control AI 节能算法优化整个暖通系统。Smart Control(智能控制)是一套基于暖通设备模型、系统模型的 AI 自动寻优算法,其构架如图 4-42 所示。如图 4-43 所示,系统输入包括来自楼宇自控(BA)系统的冷热源及末端运行数据、舒适度要求、室内环境参数等,以及天气、电价、人员活动等外部信息。系统会在各种优化约束的限定下,以能源消耗或响应需求为目标优化,并以分钟级调整冷热源及末端的控制参数,实现优

管网水力平衡优化

管网水力建模仿真/计算
水力平衡阀优化
流量全工况校核

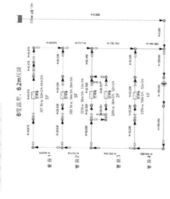

系统温度差及阻力优化

冷冻水温6/13°C大温差设计
冷机两器水阻优化(低于60KPa)
低阻力阀件/优化接管形式

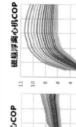

Y型过滤器　　低阻止回阀　　智控阀

核心设备优化选型

高压直浮/磁悬浮/变频直驱/变频螺杆
高效变频水泵，全工况效率>80%
高效变频冷却塔，无级变流量布水

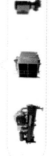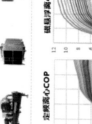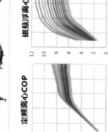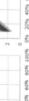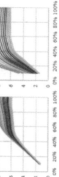

定频离心COP　　磁悬浮离心机COP

▲ 图 4 - 38　第二步：低阻、高能效系统优化设计

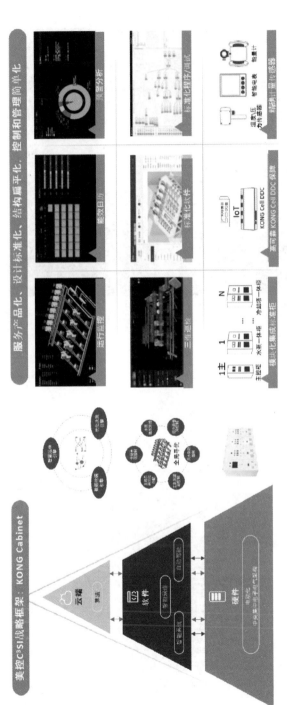

▲ 图 4 - 39　第三步：云边协同的智能控制

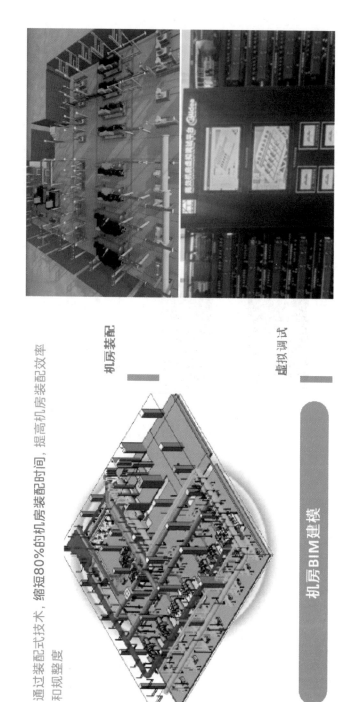

通过装配式技术，缩短80%的机房装配时间，提高机房装配效率和规整度

机房BIM建模

机房装配

虚拟调试

▲ 图 4 - 40 第四步：基于 BIM 和虚拟调试的高效建造

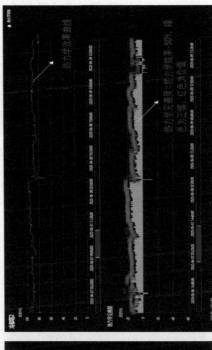

冷却塔效率诊断
基于热力学效率的健康状态跟踪检测

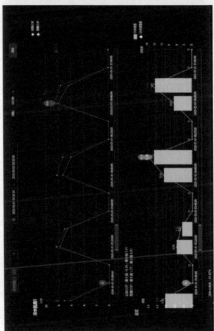

冷水机组能效诊断
对主机健康状态进行跟踪检测

▲ 图 4 - 41　第五步：KONG 数字化运维引擎

化控制。通过 Smart Control 可以在舒适度和响应速度提升的基础上,为暖通设备提供额外 10%～20%以上的节能量。

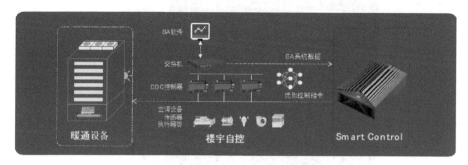

▲ 图 4 - 42　Smart Control 系统构架

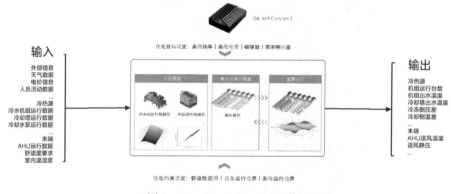

▲ 图 4 - 43　Smart Control 工作原理

(5) 关键场景 4　智慧物流场景

❶ 关注痛点:医院传统的物流配送方式为"护士＋推车＋电梯"。这一方式天生存在成本高、差错率高、管理难度高、浪费率高、准确率低、安全性低、效率低、人力资源利用率低、易交叉感染等缺点。

❷ 解决方案:高效、有序的医院物流系统是医院运营的后勤保障,是整个医院建设非常重要的部分。专业的物流规划可以提升医院的管理水平和服务质量,优化就医环境,降低院内感控风险,减少病人的等候时间及后勤运营成

本,从而提升医院的竞争力和促进医院的高质量发展。引进医用物流自动化设备,使其连接各临床科室和各病区的物流传输站点。载体沿着固定的路线行驶,实现临床科室之间、病区之间、医技科室之间、医院管理部门之间立体的、点到点的物品传输,有效解决医院的物流传输问题,解放劳动力,规范医院物流管理系统,优化就医环境。

❸ 预期收益:采用并联式气动物流传输系统和轨道物流传输系统,如图4-44和4-45所示:

- 减少污染及科室间交叉感染;
- 提升医院整体形象和硬件水平,提高医院竞争力;
- 优化流程,提高资源利用率;
- 改善医院物流管理,减少浪费;
- 降低成本,减少非必要支出;
- 提高准确率,减少由于人工造成的误差。

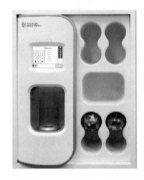

▲ 图4-44 并联式气动物流
传输系统

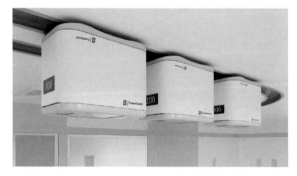

▲ 图4-45 轨道物流传输系统

❹ 和祐医院实践:和祐医院引进了瑞仕格医疗智慧物流整体解决方案,有效解决医院的物流传输问题,解放劳动力,规范医院物流管理系统,优化就医环境。整体方案由 TransLogic 气动物流系统、TranGuard 气动物流系统、TransConv 箱式物流传输系统、TransClean 污衣被服收集系统和 SmartShuttle 手供一体五个物流系统组成,如图4-46所示。

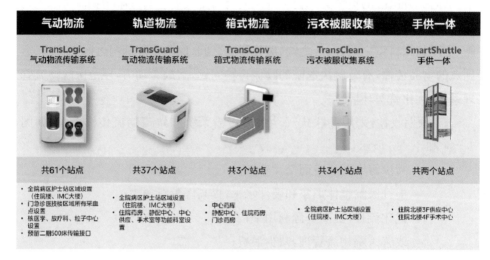

▲ 图 4 - 46　和佑智慧物流系统

● 气动物流系统：满足医院全天 24 小时的临时性、紧急性物品传输需求。

● 轨道物流系统：满足医院批量药品、输液袋和耗材等物品的传输需求。

● 箱式物流系统：满足医院药库到药房的成箱药品的传输需求。

● 污衣被服收集系统：满足医院批量集中收集污衣被服的需求。

● 手供一体系统：满足医院手术室-供应室一体化运作的需求。

5. HDT4 集成交付
1+ X 创新建设组织模式

和佑智能化建设采用总集成服务商模式，由总集成服务商统一规划、设计、施工和维保，并保障未来系统升级和技术更新。作为和佑智慧医院合伙人，上海美控智慧建筑有限公司(简称美控)承担了这一角色，负责智能化顶层咨询设计、创新产品定制、核心产品供应、EPC(设计-采购-施工)弱电总包工程交付及提供产品持续迭代服务。

为同时保障整体交付和重点场景的持续打磨、创新，美控协同和佑信息化部门共同提出了"1+X"创新建设组织模式。其中,"1"代表一体交付,由一支团队负责把控项目的整体进度、质量和成本,按照 HDT3 产出的设计方案保质、保量、按时交付;"X"代表重点场景打磨,由和祐重点场景打磨小组打破专业壁垒,拉通智能化、信息化以及其他相关部门,持续迭代和创新(包含重点场景的数量以及每个场景的内容)。"1+X"创新建设组织模式是"大平台、小场景"在和祐项目中的具体落地形式。

（1）1：和祐智能化一体交付

为保障智慧医院智能化软硬件一体交付,确保夯实有力的软硬件平台基础和基础智能化应用,美控成立了智能化软硬件一体解决方案交付团队,包含 iBUILDING 平台及应用团队、智能化系统架构师团队、医疗解决方案开发团队、项目管理团队及采购管理团队等,确保项目主体交付保证工期和效果。和祐智慧医院智能化集成交付组织架构如图 4-47 所示。

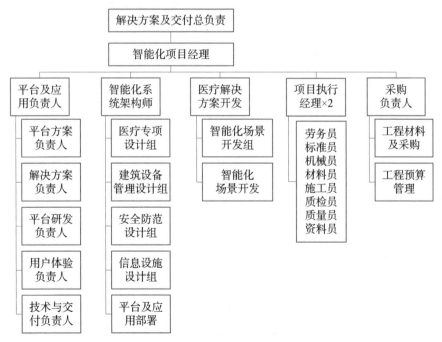

▲ 图 4-47 和祐智慧医院智能化集成交付组织架构

(2) **X：和祐重点场景打磨**

在确保主体交付的同时，集结多个部门，聚焦部分核心亮点应用场景，实现与业务流程及使用部门需求更匹配的 X 个场景。在建设阶段聚焦 1+Next 透明门诊、WU KONG 智慧病房、iBUILDING 能效管理和院长驾驶舱四个重点场景，成立和祐重点场景打磨小组。重点场景打磨小组组织架构如图 4-48 所示。

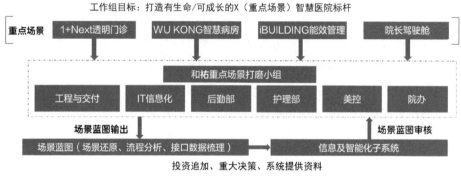

▲ 图 4-48　重点场景打磨小组组织架构

- 重点场景打磨小组由工程与交付、IT 信息化、后勤管理部门、护理部门、重要供应商和集成商，以及院办等部门核心成员及领导组成，旨在打破部门及专业壁垒。

- 根据使用部门需求，将场景逐一还原，分析流程，规划系统集成数据流、接口，制订场景蓝图。

- 按照场景蓝图，落实各信息化及智能化子系统投资，必要时需就系统变更、投资追加等做出重大决策。

- 重点场景打磨小组同时还承担了审核信息化、智能化子系统蓝图的责任。

"X"重点场景打磨不局限于项目建设时期，是一个持续迭代的过程。项目竣工只是交付四大重点场景的 1.0 版本；未来无论是在这四大场景的持续迭代，还是后续其他场景打磨上，都将持续发挥作用，保证和祐智慧医院建设有生命、可成长,成为智慧医院标杆。

6. HDT5 运行迭代
做有生命、会成长的智慧医院

　　医院建设不是一蹴而就的,所有设计功能、调试、验收和相关培训等工作都完成了,只是智慧场景运营的开始。在运营过程中的持续总结、迭代、进化,才是真正的场景智慧。和祐智慧医院持续迭代规划如图 4 - 49 所示。从样板房到行政楼、一期、质子中心、二期的建设过程,就是智慧医院的迭代过程。"1+X"创新组织本身就是先保证基础系统建设扎实、开放,然后再通过"X"在运营过程中逐步创新和迭代。和祐未来还将从以下三个方面保持软硬件产品及场景的持续迭代:

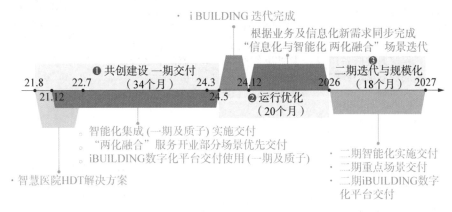

▲ 图 4 - 49　和祐智慧医院持续迭代规划

　　● 医患需求持续反馈迭代:通过对医生、护士、后勤及患者的使用反馈,更新迭代软硬件产品及场景,确保场景功能的先进性与稳定性。
　　● 院方的新需求:根据院方新的运营管理流程需求,测试和评估产品及场景迭代,以确保其符合预期效果,持续提升医院的管理与服务能力。
　　● 产品本身的升级迭代:根据在医疗行业内经验的积累,持续迭代软硬件产品,并向医院提出合理化建议,紧跟行业最新的趋势和发展方向。

● 7. 和祐国际医院大平台小场景 HEST 评价总结

和祐医院大平台小场景 HEST 评价见表4-6。

表4-6　和祐医院大平台小场景 HEST 评价

面向对象	人本哲学（Humanistic）	经济学（Economical）	社会学（Social）	工程学（Technological）
面向患者	医院 IMC 国际区针对 VIP 客户提供专人对接关怀服务,通过数字化手段保障服务专属、定制 HDT 智慧医院顶层设计通过患者旅程挖掘就医各阶段底层需求,实现"以人为本"	医院大区定位非盈利,通过各种技术手段提升诊疗效率,降低医疗成本,实现医疗普惠重点打造 1＋Next 透明门诊场景,减少病患等待时间,增加信息透明度,提升患者满意度	形成对佛山地区公立医院医疗服务的补充,未来辐射整个大湾区华南地区首个质子重离子医院,加强了区域肿瘤治疗能力	充分利用移动端 App 或公众号实现信息透明,优化流程和病患体验
面向医护	重点打造 WU KONG 智慧病房,关注病区安全、连续服务闭环管理,提升护理质量通过物联及智能化手段减少医护工作负荷,将时间还给医护,使医护有更多的时间关心病患	美的企业经营管理理念与医疗专业竞争力相结合,实现医院企业式经营:医管分工合治、专业管理、责任经营制度及质量管理体系	引入高端专家团队的同时,与院校及广东省知名医院合作,培养年轻医师队伍区分普惠区和 IMC 国际区,通过差异化功能满足不同病患的多层次服务需求	对于所有信息化及智能化建立规划蓝图评审机制,保证技术服务于业务,提高诊疗效率及质量
面向管理者	大平台:医院内网、外网和设备网完全打通,iBUILDING 与医疗临床信息两大平台集成实现数据全联通,并实现	重点打造 iBUILDING 能效管理平台,实现从高效设备到高效机房、到末端 AI 自动优化和 DD/FTA 智能建议的全	iBUILDING 应急管理模块及运营指挥中心建设增强医院在紧急状况下的应对能力,提高医院韧性	创新性地提出了"1＋X"建设组织模式,为大平台、小场景在新建医院落地提供参考,为统一物联网

(续表)

面向对象	人本哲学 (Humanistic)	经济学 (Economical)	社会学 (Social)	工程学 (Technological)
	空间、人员等主数据统一管理,方便日常管理工作 小场景:基于大平台的统一数据源和服务不断开发迭代	流程节能管理 通过物联网技术实现对 CT、MIR、DSA等大型医疗设备状态及效率进行管理和优化	通过电力和冷却系统高可靠性控制,以及进出策略控制保障质子中心开机效率和肿瘤患者治疗进程	平台和 iBUILDING 数字化平台建设树立智慧医院大平台典范

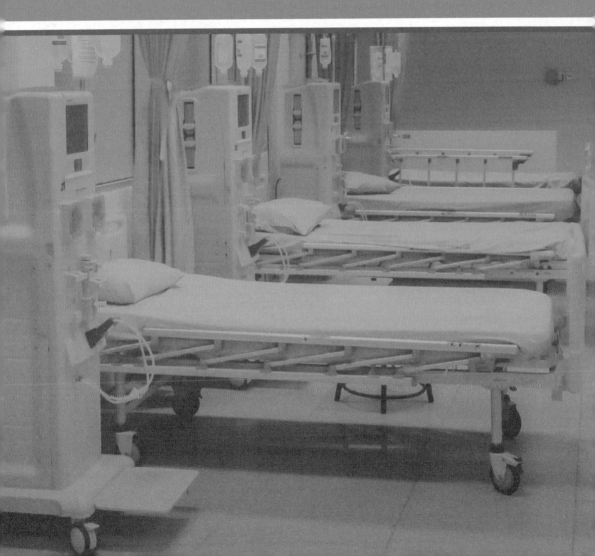

5
结语与展望

至此,智慧医院的四维评价与建设方法论已为您全部呈现。本书以这些理论与实践,为新时代医疗建设者与运营者提供参考与支持——通过各类技术应用与业务流程的精准匹配,在城市和乡村等广泛区域内,打造以人为本、为民服务的智慧医院,提供公平可及的医疗服务。

或许当我们再次面对真实医疗场景时,仍然会思考:当前场景是否真正智慧? 是否符合 HEST 四维的评判标准? 有时答案模糊。因为智慧医院的建设并不能仅通过单一技术应用或结果指标评估。然而,有时答案又显得非常直观——回归人本,仅凭使用者的自身感受或许也可做出判断。

如何为从业者描绘出可参考的建设目标和实现路径,是本书的核心内容。通过上海市同济医院、山西省人民医院、复旦大学附属华山医院、上海市医疗急救中心、上海市第一人民医院、和祐医院等具体实践案例的深入解析,相信您已经了解了大平台小场景理念下,通过 HDT 五步法构建场景(如门诊、病房、手术室、一站式后勤服务中心、院前急救等)的过程和成果,理解了通过 HEST 四维模型评价与迭代的思考。

展望未来,智慧医院行业的发展已不再仅仅由医院内人群的体验和医院自身发展驱动。“跳出医院看智慧”,更多的外部技术与社会需求也在共同推动智慧医院的变革,一个新的时代正在展开。

在《HEST 四维智慧医院建设蓝皮书》的撰写过程中,我们得到了众多医疗主管机构、医院和专家们的大力支持与指导,在此,我们深表感谢! 尽管本书内容和结论是经过我们再三斟酌和考量的结果,但不可避免会存在不足和局限。我们希望本书中提出的洞察、解读和方法论能成为中国智慧医院行业讨论和实践探索的起点,同时也欢迎业界同仁提出宝贵意见和建议。

在迎接健康中国及实现医院高质量发展目标的过程中,在人口结构的变化和医疗需求多样化的驱动下,智慧医院建设领域将会迎来更大的机遇。期待与您一同重新审视、重新构想、继续推动智慧医院的发展,实现中国智慧医院在 HEST 四个维度的全面新成就。

图书在版编目(CIP)数据

HEST 四维智慧医院建设蓝皮书/罗蒙,孙靖主编.
上海:复旦大学出版社,2024.12. -- ISBN 978-7-309
-17629-2

Ⅰ. R197.32

中国国家版本馆 CIP 数据核字第 20245R96T5 号

HEST 四维智慧医院建设蓝皮书
罗 蒙 孙 靖 主编
责任编辑/张志军

复旦大学出版社有限公司出版发行
上海市国权路 579 号 邮编:200433
网址:fupnet@ fudanpress.com http://www.fudanpress.com
门市零售:86-21-65102580   团体订购:86-21-65104505
出版部电话:86-21-65642845
上海丽佳制版印刷有限公司

开本 787 毫米×1092 毫米 1/16 印张 12 字数 184 千字
2024 年 12 月第 1 版
2024 年 12 月第 1 版第 1 次印刷

ISBN 978-7-309-17629-2/R · 2122
定价:86.00 元